护理院工作制度与岗位职责

主　　审　霍孝蓉

主　　编　刘世晴

副 主 编　马金霖

参编人员　刘世晴　江苏省老年医院 / 南京江宁沐春园护理院

马金霖　江苏省老年医院 / 南京江宁沐春园护理院

魏谋文　苏州福星护理院

何　清　无锡朗高护理院

朱　维　徐州康源老年护理院

袁　妮　常州金东方护理院

徐　玲　南通长青乐龄护理院

顾　娟　上海擎浩医院管理有限公司江苏事业部

东南大学出版社

图书在版编目（CIP）数据

护理院工作制度与岗位职责 / 刘世晴主编. -- 南京：
东南大学出版社，2018.9
ISBN 978-7-5641-8015-7

Ⅰ．①护… Ⅱ．①刘… Ⅲ．①护理-规章制度
Ⅳ．①R47

中国版本图书馆CIP数据核字(2018)第217417号

护理院工作制度与岗位职责

出 版 人	江建中
责任编辑	张 慧
出版发行	东南大学出版社
	（南京市玄武区四牌楼2号　邮编：210096）
经　　销	全国各地新华书店
印　　刷	兴化印刷有限责任公司
开　　本	710mm×1000mm　1/16
印　　张	12.25
字　　数	213千字
版　　次	2018年9月第1版
印　　次	2018年9月第1次印刷
书　　号	ISBN 978-7-5641-8015-7
定　　价	36.00元

东大版图书若有印装质量问题，请直接与营销部联系。电话：025-83791830

《"健康中国 2030"规划纲要》明确将促进健康老龄化、为老年人提供长期照护服务作为健康中国建设的重要内容。据第四次中国城乡老年人生活状况抽样调查结果显示：老年人健康状况不容乐观，全国失能、半失能老年人大致4063 万人，占老年人口的 18.3%。如何应对这一严峻挑战，为越来越多的老年患者提供专业、优质的护理服务，是目前临床护理工作者普遍探讨的问题，也是我国卫生事业发展的需要，更是老龄化社会的新时代健康需要。

护理院是为患者提供长期医疗护理、康复促进、临终关怀等服务的医疗机构，是医疗服务体系的重要组成部分。大力发展护理院是深化医药卫生体制改革，进一步完善医疗服务体系的重要内容，是适应我国人口老龄化进程的必然要求，是提高医疗卫生服务连续性、协调性和整体性的重要措施。近年来，护理院建设与发展开始逐步受到政府和社会的关注，政府相继出台了相关扶持鼓励政策，推动医养融合发展，探索医疗机构与养老机构合作新模式，以满足日益增长的老年人特别是失能群体的需求。

近三年来，我省护理院建设得到了快速发展，在数量上已有 150 余家。但在服务质量、规范管理上面临着许多不同于综合性医院、专科医院以及一般养老机构的问题与挑战。因此，尽快制定符合护理院服务特点与质量管理的规章制度、质量标准、岗位职责是当务之急。

十分高兴地看到由刘世晴主委组织编写的《护理院工作制度与岗位职责》与大家见面了。该书是我省护理院的第一本管理用书，编者在全省医疗机构建立健全的各项规章制度、人员管理规范的基础上，大胆创新、勇于实践，为护理院各科室全方位的管理撰写了一本很好的指导用书。特别在护理人员的工作任务、临床服务等方面做了较为详细的描述，无疑将对实施护理措施、提高老年临床护理质量方面有较强的实用性与指导性。

护理院在我国医疗服务事业的发展进程中仍然是新事物，广大管理者正在管理上、运营上探索一条适合国情、省情的模式与方法，因此，该书内容上存在的不足在所难免，我们相信在这扎实的第一步后，一定会拾遗补缺、日臻完善。

衷心感谢为此付出辛勤劳动的各位编写人员，他们的付出一定会在我省护理院管理体系建设的历史上留下重要的一页。

江苏省护理学会理事长　霍孝蓉

护理院是为长期卧床患者、晚期姑息治疗患者、慢性病患者、生活不能自理的老年人以及其他需要长期护理服务的患者提供医疗护理、康复促进、临终关怀等服务的医疗机构，是医疗服务体系的重要组成部分。随着我国快速进入老龄化社会，为应对人口老龄化带来的严峻挑战，党和国家高度重视，在《"健康中国2030"规划纲要》中明确提出"加强康复、老年病、长期护理、慢性病管理、安宁疗护等接续性医疗机构建设"。当前形势下，加强护理院建设，制定完善护理院工作制度及人员岗位职责，是推进接续性医疗机构建设、促进老年医疗照护机构科学管理、制度管理、人文管理的必然要求。

近年来，护理院的建设与发展迎来了前所未有的机遇，在数量和规模上均有快速增长与扩大。但是在相应的制度、规范建设上还比较滞后，亟待制定完善适合护理院管理和发展需要的工作制度，以保证护理院工作有序与安全。为此，在江苏省护理学会的积极倡导下，江苏省护理学会老年护理专业委员会组织了护理院学组成员，联合南京医科大学附属老年医院（江苏省老年医院）、南京江宁沐春园护理院、苏州福星护理院、无锡朗高护理院、常州金东方护理院、徐州康源老年护理院、南通长青乐龄护理院等护理院管理人员和专业骨干共同编写了这本《护理院工作制度与岗位职责》，以促进护理院管理系统化、制度化、规范化，不断提升护理院管理水平。

本书涵盖护理院管理工作、临床管理、护理工作、档案书写与管理、院感管理、药事管理、财务管理、安全管理、后勤保障和各部门各岗位工作职责等十个章节，比较全面地介绍了护理院管理需要的基本工作制度与岗位职责，内容系统全面，汇集了编写人员在长期实践中积累的丰富经验和深入思考的成果，对护理院的管理具有重要的指导意义。同时，本书在编写过程中努力从护理院实际出发，贯彻实用性与指导性相结合的原则，可作为护理院、医养结合机构及社区护理中心等机构管理的参考，我们也期望本书可以对全省乃至全国护理院的建设、运营与管理起到积极的推动作用。

目前，我国护理院建设、运营与管理还处于快速发展阶段，相关管理规范和要求也正处于逐步完善中，书中有些内容如与国家、省、市级卫生行政部门所颁布的规章有偏差，应以卫生行政部门颁布的规章为准。此外，由于我们的知识水平和实践经验有限，书中难免存在错误、疏漏与不足，敬请批评指正，我们将不断修订和完善。

在此，感谢江苏省护理学会的领导对本书编写给予的高度重视和关心、支持，学会霍孝蓉理事长亲自策划和指导并担任主审，为本书的出版提供了有力的保障。此外，各位编写专家为本书倾注了大量的精力和汗水，在此一并表示衷心的感谢！

编　者
2018 年 9 月

目　录

第一章 护理院管理工作制度

一、会议制度

1. 护理院通过会议传达上级及有关行政主管部门指示和要求、布置工作、解决问题及了解与通报护理院主要情况等。主要包括：院务会、院行政办公会、委员会会议、科主任例会、护士长例会、晨会、工休座谈会等。

2. 院务会：由院长主持，院领导班子成员参加及与议题相关的部门负责人参加；原则上每半月召开一次，特殊情况临时召集；会议内容由院长决定。主要内容：

（1）传达上级指示，贯彻行政部门布置的重要任务、讨论实施中的重大问题。

（2）讨论各委员会或管理部门提交的议题，向分管副院长或有关部门负责人布置工作，以及分管副院长或有关部门负责人向院长报告和请示工作。

（3）讨论研究护理院规划、计划、总结及制定、修改院行政文件和规章制度等。

（4）研究决定护理院重要行政与业务工作、重大活动、重大经费开支、人事任免、奖惩等重要事项。

3. 院行政大会（院周会）：由院长或指定副院长主持，院领导、全院中层干部参加（根据需要扩大到班组长）；召集时间根据工作需要，原则上每月至少召开一次。主要内容：

（1）传达学习上级及有关行政主管部门下达的文件精神。

（2）通报院务会决定及其他有关事项。

（3）向全院各科室布置有关工作。

4. 委员会会议：根据医疗机构管理规范要求，结合护理院实际设立医疗质量与安全管理等各种委员会，制定各种委员会职责。各委员会主任委员按照委员会职责及工作需要定期或不定期召开委员会会议。

5. 科主任/护士长例会：由分管副院长或医务部/护理部主任（副主任）主持，全体科室主任/护士长参加；召集时间根据工作需要，原则上每月一次。主要安排、布置临床业务管理及科研、教学等工作，听取科室工作汇报，讨论解决医疗服务质量与安全等各种实际问题。

6. 晨会：由护理区主任或护士长主持，当班全体工作人员参加；每天上午上班时准时召开；主要进行交接班工作，听取值班人员汇报夜间医疗、护理及管理工作情况，布置当日工作等。

7. 工休座谈会：由护理院相关部门职能负责人，以及护理区主任或护士长定期召集患者（家属）代表参加；原则上护理院每季度一次，科室一般每月一次；主要听取并征求患者及家属意见，相互沟通，增进了解和信任，改进工作。

二、行政查房制度

1. 护理院领导行政查房是院领导深入科室基层，调查研究，检查指导工作，及时解决问题的一种形式。

2. 行政查房由院长或副院长主持，各相关职能科室负责人、查房科室负责人及工作人员参加；原则上每月1次，具体时间由院长办公室安排。

3. 行政查房内容

（1）主要围绕科室建设、人才培养、科室管理、经济运行等听取科室汇报，检查指导工作。

（2）检查各科室对护理院各项规章制度的执行情况，围绕患者安全，提出改进意见与措施。

（3）了解临床科室医疗、护理服务等开展情况，征求科室对护理院管理工作的意见和建议等。

4. 行政查房要求

（1）院办负责安排和通知参加查房的人员，通知有关科室做好查房前的准备。

（2）行政查房前，相关职能科室要到基层了解情况，听取意见反映，做好准备。

（3）行政查房所涉及的内容，相关科室必须限期给予答复和反馈，并在下一次查房时汇报。

（4）院办负责院长查房的记录，经院领导签发形成纪要后印发至相关科室，并负责督办。

三、请示报告制度

（一）报告内容

凡有下列情况必须及时向院领导或有关部门请示或报告：

1. 发生严重危及服务质量与安全的事件，以及易发生医患纠纷时。

（1）发生患者猝死或自杀；

（2）发生患者走失；

（3）发生患者跌倒、坠床、脱管、误吸等造成不良后果者；

（4）患者突发病情变化需要紧急救治而无法联系家属者；

（5）其他公共卫生事件和突发事件，以及泄密、偷盗、治安案件。

2. 损坏和丢失贵重仪器设备，以及贵重药品（毒麻药品、放射源）丢失或成批药品变质。

3. 数额较大的经费开支，签订重要的经济合同。

4. 重大外事活动，国内、国外学者来院访问交流，上级领导及有关部门领导考察、督查等。

5. 工作人员因公出差、参加会议、接受院外任务、参加院外进修学习，以及科室负责人离开本市等。

6. 增补、修改医院规章制度和技术操作常规等重要文件。

7. 严重违反医德医风和违反法纪的人和事。

（二）报告程序和要求

1. 凡有紧急重要情况或重大事项，须立即向院领导或有关部门请示报告。

2. 涉及较大经费开支、重要经济合同，以及重大外事活动、工作人员外出等应事先请示报告。

3. 对医疗、护理、财务、人事等部门管理中涉及请示报告的事项，按其具体程序、时限、要求执行。

四、院总值班制度

1. 在非常规工作时间内，由院总值班按照护理院规章制度处理行政和业务方面的常规事务及突发事件，确保全院工作正常运转。

2. 总值班由院部统一排班，参加人员主要为院级领导、各部门或科室负责人及具有一定工作经历和管理能力的科室工作人员。

3. 总值班负责处理事项主要包括：

（1）患者突发情况的应急处理，协调处理危重患者的抢救、转诊及其他事务性工作，必要时向部门负责人和院领导汇报。

（2）协调处理行政、后勤、安保等突发应急情况。

（3）接待患者投诉，做好解释安抚工作，必要时向部门负责人和院领导汇报。

（4）接待非办公时间来访，回答各部门咨询及与外单位联系等。

（5）接收文件，传达处理上级紧急通知或指示。

（6）协调处理院区其他相关的事务。

4. 总值班人员要严格执行交接班制度，值班公物要当面移交接班人员。下一班人员因故未按时到岗时，上一班人员必须等待下一班人员到岗并接班后方能离开，如因遗忘不能到岗应通报当班人员所在科室负责人，并由其安排值班工作。

5. 总值班人员原则上在值班室值班，不得擅离岗位，如发生重大突发事件，总值班应及时到场指挥、协调处理，同时必须确保通讯畅通。

6. 对发生重大事故、灾害及其他紧急情况应立即报告院领导，并根据领导意见迅速处理，凡重大问题或没有把握处理的问题不得擅自答复。

7. 按照值班表安排值班，不随意调班，如因工作、身体等原因需要调班者，不得让非总值班人员顶替，可在总值班人员之间协商调班，并将调班情况报院部。

8. 总值班人员必须认真做好值班记录，必要时，值班次日向相关领导或职能科室负责人汇报。

五、投诉处理管理制度

1. 护理院设有专门部门或配备专（兼）职人员负责患者的投诉接待工作，公布投诉电话、信箱，建立方便患者的投诉处理流程。

2. 制定投诉接待工作规范和记录文件，必须逐件登记（登记内容包括来信、来访人的姓名、房号、单位等，反映的主要问题和要求及处理结果等），并签署承办人的姓名。

3. 接待患者投诉的人员应首先道歉并尽可能多地收集投诉问题的信息，如时间、地点、事情的经过、投诉的部门、涉及的员工等，并及时与相关部门通报，必要时报告院领导。

4. 接到患者投诉后，有关部门要认真调查事发的详细经过，并限期向投诉人反馈处理情况，若因问题复杂需要一定时间进行调查核实，或涉及多个科室需要协调相关部门共同研究处理时应先向投诉者告知。

5. 对投诉问题的处理及整改意见，及时通报科室并追踪落实情况，必要时部门负责人与院领导参与和监督投诉的处理过程。

6. 护理院对患者的投诉应定期总结分析，从护理院管理的机制、制度、工作流程上查找原因，提出整改措施，做到持续改进，杜绝类似事件反复发生。

7. 接待投诉人员在处理投诉过程中要做到：

（1）身体语言：表现出真诚的关心，即使在电话中，仍应该用和蔼的语调表现出身体语言。

（2）倾听：允许患者充分倾诉，不要打断，并经常回应"我明白了""是这样"等语言表示理解。患者说完以后，总结复述，表示已经听明白了的意思。

（3）道歉：道歉时，要让患者感到院方已经理解他们的经历和感受。

（4）感谢：表达对投诉人的感谢之情，表示问题已引起院方的注意，院方愿意并能够及时改进。

（5）快速解决：护理院各部门应按投诉处理权限迅速及时地解决投诉问题，拖沓或者失信会令投诉者更加生气和失望，应予以杜绝。

六、计算机网络安全管理制度

（一）计算机安全管理

1. 护理院计算机操作人员必须按照计算机正确的使用方法操作计算机系统。严禁暴力使用计算机或蓄意破坏计算机软硬件。

2. 未经许可，不得擅自拆装计算机硬件系统，若须拆装，则应通知信息科技术人员进行。

3. 计算机的软件安装和卸载工作必须由信息技术人员进行。

4. 计算机的使用必须由其合法授权者使用，未经授权不得使用。

5. 护理院计算机仅限于护理院内部工作使用，原则上不许接入互联网。因工作需要接入互联网的，需书面向医务管理部门提出申请，经签字批准后交信息技术人员负责接入。接入互联网的计算机必须安装正版的反病毒软件。并保证反病毒软件实时升级。

6. 任何科室如发现或怀疑有计算机病毒侵入，应立即断开网络，同时通知信息技术人员负责处理。信息技术人员应采取措施清除，并向主管院领导报告备案。

7. 护理院计算机内不得安装游戏、即时通信等与工作无关的软件，尽量不在院内计算机上使用来历不明的移动存储工具。

（二）网络使用人员行为规范

1. 不得在护理院网络中制作、复制、查阅和传播国家法律法规所禁止的信息。

2. 不得在护理院网络中进行国家相关法律法规所禁止的活动。

3. 未经允许，不得擅自修改计算机中与网络有关的设置。

4. 未经允许，不得私自添加、删除与护理院网络有关的软件。

5. 未经允许，不得进入护理院网络或者使用护理院网络资源。

6. 未经允许，不得对护理院网络功能进行删除、修改或者增加。

7. 未经允许，不得对护理院网络中存储、处理或者传输的数据和应用程序进行删除、修改或者增加。

8. 不得故意制作、传播计算机病毒等破坏性程序。

9. 不得进行其他危害护理院网络安全及正常运行的活动。

（三）网络硬件的管理

网络硬件包括服务器、路由器、交换机、通信线路、不间断供电设备、机柜、配线架、信息点模块等提供网络服务的设施及设备。

1. 各职能部门、各科室应妥善保管安置在本部门的网络设备、设施及通信线路。

2. 不得破坏网络设备、设施及通信线路。由于事故原因造成网络连接中断的，应根据其情节轻重予以处罚或赔偿。

3. 未经允许，不得中断网络设备及设施的供电线路。因生产原因必须停电的，应提前通知网络管理人员。

4. 不得擅自挪动、转移、增加、安装、拆卸网络设施及设备。特殊情况应提前通知网络管理人员，在得到允许后方可实施。

（四）软件及信息安全

1. 计算机及外设所配软件及驱动程序交网络管理人员保管，以便统一维护和管理。

2. 管理系统软件由网络管理人员按使用范围进行安装，其他任何人不得安装、复制、传播此类软件。

3. 网络资源及网络信息的使用权限由网络管理人员按护理院的有关规定予以分配，任何人不得擅自超越权限使用网络资源及网络信息。

4. 网络的使用人员应妥善保管各自的密码及身份认证文件，不得将密码及身份认证文件交与他人使用。

5. 任何人不得将含有护理院信息的计算机或各种存储介质交与无关人员，更不得利用护理院数据信息获取不正当利益。

七、保密管理制度

1. 反映护理院重要职能活动并要加以保护的信息，以及所有其他保密性信息都应受到保护。

2. 保密信息包括：

（1）行政主管部门下发的重要文件、内部材料；一切有关国家机密的文件、资料、数据。

（2）患者健康信息，如住院档案、体检信息等。

（3）特定的合同、法律证据、科研资料、绩效改进资料、特定财务信息。

（4）护理院组织发展、人事、保卫等工作中涉及机密的事项。

（5）案件和检举揭发的材料、信函。

3. 保密措施

（1）所有患者的健康信息按照"患者权利和义务"执行。

（2）患者的档案管理遵守医疗文件的查阅、借调和复印有关规定。

（3）对所有其他保密性信息都应受到保护，防止遗失、损坏或泄露给未经授权的人员。

（4）非本室人员未经许可不得进入档案室。借阅保密档案时，须经部门负责人批准，必要时报请分管院长审批。查阅时须严格履行登记手续，注明查阅目的和内容。未经批准，不得将档案带出档案室。

（5）任何人都不能将秘密文件、档案、资料等带到宿舍、公共场所或一切不适宜的地方。不准擅自翻印、复制，如因工作需要须经有关领导批准。

（6）在接待外国人和港澳台地区人员参观、讲学、考察、交流等活动中，不得涉及保密范围的秘密内容。

（7）对涉及有秘密文件、资料、内部刊物等的科室和部门，要实行定期清查、收退、归档、销毁制度。

（8）因需要经批准摘录或复制涉及纠纷档案材料的，须妥善保管，用后销毁，如发生涉密问题，后果由利用者负责。

4. 秘密文件资料若被盗窃、遗失、泄密时，要及时报告领导，采取补救措施。

5. 对违反保密管理制度的人员，护理院将视情节轻重分别给予教育、经济处罚、处分和辞退，情节严重者将依法追究其刑事责任。

八、信息公示制度

1. 护理院信息公示由院长办公室负责管理，应定期或不定期发布护理院重要信息，并做到信息内容真实可靠，严禁发布虚假信息。

2. 向社会和服务对象公示的内容主要包括：服务指南、服务流程、服务价格、便民措施、服务承诺、岗位内容、医疗与管理规范，以及其他依照法律法规和政策规定必须公开或社会普遍关心、认为有必要向社会公开的事项。

3. 根据公示的内容可采取多种形式进行公示，包括：护理院网站、电子显示屏、各种公开栏、印制和发放宣传单、设立征求意见箱和投诉举报电话、召开座谈会、问卷调查，以及通过各种文件、公告、简报、通知、院报等。

4. 护理院要在显著位置和通过多种方式向社会公示收费项目和标准，公示医疗服务价格、常用药品和主要医用耗材的价格。

5. 护理院信息公示实行责任制，对各项公示的内容涉及相关部门的，由该部门具体负责，并指定专人负责医疗服务与收费标准相关信息公示工作，及时更新公示的服务信息。

九、卫生技术人力资源管理制度

1. 按照《护理院基本标准》，结合护理院规模及实际工作需要配备具有资质的卫生专业技术人员。

2. 护理院医疗、护理、医技部门协同人事部门对全院卫生技术人员进行管理，包括：人员招聘、人员培训、人员试用、人员绩效考核等。

3. 应明确岗位设置，包括岗位名称、岗位职数、任职条件、工作范围、岗位职责，在院执业的卫生技术人员应具备相应岗位的任职资格和实际服务能力，并且是按照法规要求具有执业资格和在本院注册或办理多点执业手续的。

4. 所配置的卫生技术人员必须符合《医师法》《护士条例》规定的要求。各级各类卫生技术人员的配比应与护理院功能任务相适应，与工作量相匹配，人力资源配备合理并满足需要。

5. 所有护理人员必须持证上岗，按规定有效注册。未取得《护士执业证书》或未注册的护理人员必须在带教老师（注册护士）指导下工作，不得单独值班。护士执业注册证书应当保管在聘用医疗卫生机构，以备检查。

6. 认真落实"三基"培训考核工作。"三基"训练要结合本科室工作，将基本理论、基本知识与基本技能相互结合，融会贯通。院内、科内定期组织"三基"考试，考核成绩存入个人档案。

7. 针对不同层次、不同知识结构的卫生技术人员进行分层培训，培训内容应适应临床工作需求。定期组织业务学习，了解掌握新知识、新理论、新技术、新方法。

8. 建立院、科二级人员紧急替代方案，以确保有效应对因急危重病人抢救、突发事件，以及夜间与节假日时而出现科室医护人员人手不足的情况。

9. 建立保护卫生技术人员职业安全的规范与措施，以避免和减少工作人员的意外伤害。

十、职工上岗前教育制度

1. 护理院对新入职的人员均应进行岗前培训。对新招聘护理员的培训按照本章有关护理员管理制度执行。

2. 岗前培训由人事部门牵头，医务、护理、财务、行政、后勤等部门负责对本部门新进人员进行评估，制订并落实培训计划。

3. 培训内容主要包括：

（1）法制教育、医德医风、职业道德教育。

（2）护理院现状及发展规划、规章制度和各级各类人员职责。

（3）医疗安全管理，医疗质量核心制度、临床诊疗操作规范培训。

（4）医疗文件书写基本规范与质量标准。

（5）院内感染知识，传染病防治、工作人员自身防护教育。

（6）人事管理、薪酬福利、假期制度、职称晋升制度介绍。

（7）护理相关制度，人员岗位职责，医护沟通、医患沟通及其技巧。

（8）护理员管理及基本生活照护专业技能培训。

（9）消防安全知识与技能培训。

4. 岗前教育的方式根据实际情况决定，对整批来院人员可以集中教育的方式进行，数量较少来院人员可由有关部门进行单独教育。

5. 岗前教育中采取多种形式，把集中培训、电子化教学、实践操作和个别交谈等结合起来，以提高教育效果。

6. 新职工应以积极认真的态度按时参加岗前培训。岗前教育应与试用期教育结合起来，新上岗人员在试用期内，除进行专业技术、技能培训外，仍然需要继续进行上岗前教育内容培训。

7. 部门负责人应督促本部门新职工完成岗前培训的全部要求，岗前培训完成后，新职工所在部门负责人应对新职工进行考核评价，考核合格者方可独立排班。

十一、护理人员管理制度

1. 护理部协同护理院人事部门进行全院护理人员管理，包括：人员招聘、人员培训、人员试用、人员绩效考核等方面。

2. 根据护理院实际，护理人员实行护理部—科护士长—护士长三级管理或护理部—护士长二级管理，逐层负责相应人员的调配、培训、使用、考核等。

3. 所有护理人员必须持证上岗，按规定有效注册。未取得"护士执业证书"或未注册的护理人员必须在带教老师（注册护士）指导下工作，不得单独值班。

4. 护理部根据护理人员的总体构成、科室工作量、技术要求、岗位性质及人员结构等方面来考虑具体人员安排。科室对安排的人员不得拒绝，但可以在一定期限内试用，如不合格需书面提出调岗或辞退。

5. 因重大急救、突发事件而组织的应急护理小组，各科室护士长应积极支持，所抽调人员不得以任何理由推托，并自觉服从所在科室的管理。

6. 各科要充分合理使用护理人力资源，实行弹性排班制。在有人力不足科内无法调整及人力多余时，须及时汇报大科或护理部。

7. 节假日、晚夜间护理人员必须服从护理管理人员的直接调配，不得以任何理由推托。

8. 护理人员必须严格遵守职业道德、服务规范，严格执行各项规章制度、护理常规和操作流程，认真履行岗位职责。

9. 对各级护理人员应定期进行考核评价，考核结果与奖金、评优、职称晋升等挂钩。对发生的重大争议、差错、纠纷及护理并发症等，要与当事人的绩效挂钩。

10. 对续签合同、职称晋升以及科室轮转结束前等情况，科室必须组成考核小组，按相关要求严格进行考核。

十二、护理人员执业注册管理制度

1. 全院护理人员，必须遵守《护士条例》。护理人员必须持有效"护士执业证书"上岗。未注册的护理人员必须在带教老师（注册护士）指导下工作，不得单独值班。

2. 护士执业注册申请，应该自通过护士执业资格考试之日起 3 年内提出，护士执业注册有效期为 5 年。

3. 申请护士执业注册，应当具备下列条件：

具有完全民事行为能力；在中等职业学校、高等学校完成教育部和卫计委规定的普通全日制 3 年以上的护理、助产专业课程学习，包括在教学医院、综合医院完成 8 个月以上护理临床实习，并取得相应学历证书；通过卫计委组织的护士执业资格考试；符合国务院卫生主管部门规定的健康标准。

4. 申请护士执业注册，应当提交下列材料：

（1）护士执业注册申请审核表；

（2）申请人身份证明；

（3）申请人学历证书及专业学习中的临床实习证明；

（4）护士执业资格考试成绩合格证明；

（5）省、自治区、直辖市人民政府卫生行政部门指定的医疗机构出具的申请人 6 个月内健康体检证明；

（6）医疗卫生机构拟聘用的相关材料。

5. 护士申请延续注册，应当提交下列材料：

（1）护士延续注册申请审核表；

（2）申请人的"护士执业证书"；

（3）省、自治区、直辖市人民政府卫生行政部门指定的医疗机构出具的申请人 6 个月内健康体检证明；

（4）继续教育学分证书，学分符合要求。

6. 护士执业注册证书应当保管在聘用护理院（医疗卫生机构），以备检查。

7. 护理人员必须按规定每五年注册一次，每年继续医学教育学分不得低于各级别规定的相应学分。

十三、护理员管理制度

1. 护理员是指经过规范化的培训，具备基本的生活照护等相关知识和技能，对需要照顾的人群实施生活护理，并在注册护士的指导下进行部分基础护理工作的人员。

2. 护理员从业的基本要求：

（1）原则上要求初中以上文化程度，身体健康，无传染病及非传染病病原携带者，无残疾，并体检合格，能胜任岗位工作。

（2）服务意识强，工作认真负责，语言表达清楚，反应灵活，有一定的沟通技巧。

（3）需要经过有关部门或机构组织的规范培训，并经培训考核合格后方可上岗。

3. 护理员工作要求

（1）护理员应自觉遵守职业道德规范，尊重爱护患者，主动为患者提供热情周到的护理服务，满足患者生理、心理、安全的需要。杜绝一切影响患者心理健康或自尊受到伤害的言行，严禁对患者态度冷漠、粗暴甚至打骂。

（2）护理员按护理院要求统一着装，挂牌上岗。举止端庄大方，态度和蔼可亲，面带微笑，用语文明礼貌，音量适中，称呼得体，增加患者的信任感。

（3）护理员应严格执行安全防范制度、交接班制度，树立安全防范意识，发现患者出现异常情况及时报告护士、医生，不得擅自处理。

（4）在工作中应严格自律，尤其是在护理昏迷、谵妄、认知障碍的患者时应严格执行各项规章制度和工作流程，尊重患者的人格和自尊，维护患者合法权利。

（5）自觉维护患者隐私，对患者的医疗秘密或者生理、心理、病情、家庭等隐私问题，不得私自打听，不得随意谈论，不得扩散泄露。

（6）工作耐心细致，针对失能、失智或交流障碍等患者情况，应细心观察，及时发现问题及时处理。与患者交流耐心细致，尽可能满足患者的合理要求。

（7）树立团结合作精神，护理员和医护人员一起共同为患者服务，工作中护理员应相互团结合作，并主动与医生护士处理好关系，全心全意为患者服务。

4. 护理员培训要求

（1）护理院对新招聘护理员均应进行岗前培训，以及对在职护理员进行岗中培训。培训分为理论知识、技能操作和临床实习。

（2）护理员培训内容包括护理员职业道德规范、护理服务礼仪、岗位职责、工作流程，以及生活护理基本知识和基本技能。

（3）培训方法包括组织护理员进行集体面授、理论教学与情景模拟教学相结合、理论教学与床边实践相结合等多种形式。

（4）培训教师应具有本职业或相关专业较丰富的知识、实际操作经验和教学经验。授课方法要理论联系实际，通俗易懂，深入浅出。讲求效果，防止形式主义。

（5）参加培训的人员要严格遵守培训纪律，准时参加培训，认真听课，细作笔记。实习时要尊重老员工，严格按规程操作。

（6）培训考试成绩记入个人档案。考核合格者方可上岗。对于考核不合格者，不予以录用。

十四、护理院制度修订制度

1. 护理院的制度、岗位职责及工作规程在执行过程中，通过定期和不定期审查，发现问题应及时修订。

2. 制度和工作规程的修订应立足于适应临床工作需要，规范医疗、护理服务行为，提高工作效率和工作质量，确保患者安全。

3. 修订范围

（1）现有护理院制度、操作常规、操作流程及质量标准等自我完善及补充。

（2）新开展工作，需要制定出相应的制度、常规或操作流程及质量标准。

（3）卫生行政部门相关法律法规、最新版的指南或循证结果有相应变更时，要及时修订相关护理院制度规范。

4. 全院性修订程序

（1）制度和工作规程由相关人员起草后交护理院质量管理委员会审核，对其提出意见或建议，进一步完善。

（2）经委员会审核后的制度和工作规程提交院务会讨论批准，并在文件上标注本制度修订时间、执行起止时间及批准人。

5. 部门负责人负责本部门制度和工作规程的制定、定期复审和落实：

（1）各部门或科室在遵照护理院制度和工作规程的基础上，制定和实施适用于本部门或科室的制度和工作规程。

（2）部门或科室制度和工作规程须在部门或科室讨论的基础上，经部门或科室负责人审批和签名，并注明起止时间后在本部门或科室内实施。

6. 制度和工作规程修订或新制定后，应试行 3～6 个月，经可行性再评价后方可列入正式实施。

7. 修订后的制度和工作规程应及时通知相关科室与人员，组织学习并贯彻执行。

8. 重大制度和工作规程修订时务必与上级医疗管理职能部门及院内医疗相关部门的制度规范保持一致，并向全院通报。

十五、护理院应急管理制度

1. 为提高护理院对院内外突发事件的应急反应能力，有效预防、及时控制和消除突发事件的危害，成立护理院应急管理领导小组，有紧急状态管理预案，并定期对全院职工进行系统培训和应急演练。

2. 护理院突发事件主要有重大食物中毒、医院感染暴发流行、重大医疗事故、突发紧急意外事件（主要指心脏骤停、猝死、意外损伤）等公共卫生类突发事件，以及火灾，水、电、医疗设施的质量事故等环境安全类突发事件。

3. 护理院院长是实施应急管理的责任者，应建立统一的指挥体系，保证应急反应期间的内部与外部协调。建立紧急人员召集、物资调配的程序，设置休息日、晚夜间、节假日的应急对策体制。

4. 突发事件应急管理工作各职能科室职责：

（1）对突发事件进行分类管理。医务、护理部门负责对公共卫生类突发事件的应急救治管理；行政后勤部门负责对环境安全类突发事件的管理。各相关科室互相支持、各负其责、协调一致地做好应急事件的管理工作。

（2）各相关科室根据护理院实际情况牵头制订切实可行的各类突发事件应急预案，各预案制订科室负责预案的演练工作，包括制定计划、人员与物资的准备、演练总结等。

（3）各科室及时总结预案演练与执行过程中存在的不足，对预案进行修订，坚持持续改进。

5. 突发事件的应急处理工作，应遵循预防为主、强化培训演练、常备不懈的方针，贯彻统一领导、分级负责、及时快速反应、处置措施果断、协调合作的原则。

6. 在突发事件应急处理过程中，有不负责任、不履行岗位职责、不服从指挥调度、散布谣言、扰乱医疗秩序、危害公众健康等行为者，按照《中华人民共和国传染病防治法》《突发公共卫生事件应急条例》应严肃处理构成犯罪的，依法追究刑事责任。

第二章 临床管理工作制度

一、首诊负责制度

1. 第一次接诊的医师或科室为首诊医师和首诊科室，首诊医师对患者的检查、诊断、治疗、抢救、转院和转科等工作负责。

2. 首诊医师必须详细询问病史，进行体格检查、必要的辅助检查和处理，并认真记录病历。对诊断明确的患者应积极治疗或提出处理意见；对诊断尚未明确的患者应在对症治疗的同时，及时请上级医师或有关科室医师会诊。

3. 首诊医师下班前，应将患者移交接班医师，把患者的病情及需注意的事项交待清楚，并认真做好交接班记录。

4. 对急、危、重症患者，首诊医师应采取积极措施负责实施抢救。如为非所属专科疾病或多科疾病，应及时请上级医师会诊或报告护理院主管部门组织相关专科医师会诊。对需要转院的患者，首诊医师应做好转院协调工作（与转诊医院联系或与"120"联系转院）必要时，首诊医师应陪同或安排医务人员陪同护送。

5. 首诊医师在处理患者，特别是急、危、重症患者时，有组织相关人员会诊、决定患者收住科室等医疗行为的决定权，任何科室、任何个人不得以任何理由推诿或拒绝。

二、查房制度

护理院查房包括正（副）主任医师查房、责任医师（主治医师或住院医师）查房和护理查房。

（一）正（副）主任医师查房规定

1. 每2周至少查房1次，有由责任医师（主治医师或住院医师）、进修医师、护士长和有关人员参加。

2. 解决疑难病例，审查新入院及危重患者的诊疗计划，决定检查、治疗方案及参加全科会诊。

3. 抽查医嘱，检查、修改和指导下级医师书写的各种医疗记录，发现医疗及护理质量缺陷，纠正错误、指导实践、不断提高服务水平。

4. 对常见病、多发病和其他典型病例进行教学查房，结合实际，系统讲解，不断提高下级医师的业务水平。

5. 检查指导责任医师工作及护理工作，避免和杜绝医疗差错事故的发生。签发会诊单、特殊检查申请单，审查特殊药品处方及住院档案首页并签字。

6. 听取医师、护士对医疗护理工作及管理方面的意见，提出解决问题的办法或建议，以提高管理水平。

（二）责任医师（主治医师或住院医师）查房规定

1. 一般患者每日至少查房1次，对新入院患者、危重及临终患者重点查房并增加巡视次数，发现病情变化及时处理。

2. 对所管患者进行系统查房，确定诊断、检查、治疗、康复和护理方案。凡遇疑难危重或特殊病例，应及时向上级医师汇报。

3. 指导进修、实习医师工作，及时修改被带教医师书写的各种医疗记录、医疗文件等。

4. 做好上级医师查房的各项准备工作，介绍病情及康复护理情况。

5. 检查了解医嘱执行、患者饮食及康复护理措施落实情况，并主动征求患者及家属对医疗、康复、护理和管理方面的意见，协助护士长做好科室管理工作。

（三）护理查房

1. 护理院根据工作实际制定各级护理查房的时间和频次。

2. 护理查房形式包括护理行政查房、业务查房、个案查房及教学查房等。

（1）护理行政查房重点查与护理相关的法律、法规、规章制度、常规的执行情况，护理单元的质量管理，以及节假日、晚夜班岗位职责的落实等。

（2）护理业务查房主要是护士长或上级护士对下级护士护理患者情况进行的查房，查房主要对象为新收住患者、住院期间发生病情变化的患者、压疮评分超过标准的患者，院外带入Ⅱ期以上压疮、院内发生压疮、护理效果不佳的患者，潜在安全意外事件（如跌倒、坠床、走失、自杀等）高危患者等。

（3）个案查房主要包括疑难、危重、特殊个案及开展新业务、新技术等。

（4）教学查房主要包括临床护理教学计划的组织与落实，对教学质量和效果进行评价。

3. 护理查房的要求：

（1）查房前要做好充分准备，目的明确，查房病例具有代表性。

（2）查房时应运用护理程序方法，采取多种形式，保证查房质量。

（3）查房过程中应总结护理经验，找出薄弱环节，现场分析指导并有跟踪评价及记录。

4. 护理部主任应定期参加护理查房，并对科室的护理工作提出指导性意见。

三、会诊制度

在护理院临床工作中，凡遇疑难、危重患者或其他需要协助诊治等，须及时申请会诊。包括医疗会诊和护理会诊。

（一）医疗会诊包括科内会诊、科间会诊、急诊会诊和全院会诊

1. 科内会诊：对本科内较疑难、危重、出现严重并发症或对科研、教学有意义的病例，都可由责任医师主动提出，主任（副主任）医师或科主任召集本科医师、护士及其他有关人员参加，进行会诊讨论，以进一步明确和统一诊疗意见。会诊时，由责任医师报告病例并分析诊疗情况，同时准确、完整地做好会诊记录。

2. 科间会诊：凡遇疑难、危重患者或诊断及治疗方案需要变更，且本科室处理有困难时可由责任医师提出，主任（副主任）医师或科主任同意请其他有关科室会诊。申请科室必须提供简要病史、体格检查、必要的辅助检查结果，以明确会诊目的及要求。在会诊时必须由责任医师陪同进行，以便随时介绍病情，听取会诊意见，共同研究治疗方案。被邀请会诊医师科室按申请科室的要求，指定有一定临床经验，对本科专业理论及技术操作有一定能力，工作责任心强，态度认真的医师，根据病情在 48 小时内完成会诊。会诊医师如遇疑难问题或病情复杂病例，立即请上级医师协助会诊，尽快提出具体意见，并写会诊记录。

3. 急诊会诊：对本科难以处理，急需其他科室协助诊治的急、危、重症的患者，由经治医师或科主任提出急会诊申请，并在申请单上注明"急"字，在特殊情况下可电话邀请。会诊医师应迅速（10分钟内）到达申请科室进行会诊。申请会诊和到达会诊时间均应记录到分钟。如遇疑难问题或病情复杂病例，应立即请上级医师协助会诊，以及时做出诊治意见。申请医师必须在场，配合会诊及抢救工作。

4. 院内大会诊：对危、重症及疑难病例、特殊病例需院内大会诊的，科室向主管部门提出申请，主管部门负责通知专家和主持讨论，科室负责将病历摘要送达参加会诊讨论的专家；邀请会诊科室的主任或副主任医师参加会诊讨论。

（二）护理会诊

1. 凡遇危重、复杂、抢救病人，新技术项目或专科护理技术操作，本专科不能解决或不能独立解决的护理问题，可申请会诊。

2. 申请会诊科室护士长根据具体情况决定申请科间会诊或院内会诊。

（1）科间会诊：由要求会诊科室的责任护士提出，护士长同意后填写会诊申请单。被邀请科室接到通知后根据邀请科室的具体要求安排人员进行会诊。需要急会诊时申请科室应在申请单上注明"急"字，在特殊情况下可电话邀请。会诊护士应迅速（10分钟内）到达申请科室进行会诊。一般情况下在48小时内完成会诊。

（2）院内会诊：由要求会诊科室护士长向护理部提出申请，护理部根据会诊内容确定会诊人选或组织临床护理集体会诊。会诊由护理部主持，相关专业护士及申请科室护理人员参加。认真进行讨论，提出解决问题的方法，形成会诊意见。

3. 进行会诊应事先做好准备，申请会诊科室应提供简要病情、实施的护理措施及效果，明确会诊的目的与要求，必要时准备好病情摘要等书面材料。

4. 会诊时责任护士或护士长应陪同进行，以便随时介绍病情、护理措施落实情况，听取会诊意见，共同研究护理对策。

5. 会诊者应详细了解病情，分析讨论护理难点问题，提出意见和建议，并在会诊单上提出具体意见。院内集体会诊应对护理问题进行充分的讨论，提出会诊意见和建议，并指定人员进行记录。

6. 护理会诊后会诊科室要记录、实施相关措施，并及时进行效果评价，若问题未解决可申请再次会诊。

7. 任何科室或个人不得以任何理由或借口拒绝按正常途径邀请的各种会诊要求。

四、急危重症患者抢救制度

1. 急危重症患者的抢救工作，一般由科主任或主任（副主任）医师负责组织并主持抢救工作。科主任或主任（副主任）医师不在时，由职称最高的医师主持抢救工作，但应及时通知科主任或主任（副主任）医师，需要其他科室协同抢救时应及时报告主管部门和主管院长，以便组织有关科室共同进行抢救工作。

2. 对急危重症患者严格执行首诊负责制，不得以任何借口推迟抢救，必须全力以赴，分秒必争，各种记录及时全面，必要时由主诊科室负责邀请有关科室参加抢救。

3. 参加危重症患者抢救的医护人员必须明确分工，紧密合作，各司其职，坚守岗位，要无条件服从主持抢救人员的指挥及医嘱，但对抢救患者有益的建议，可提请主持抢救人员认定后用于抢救患者。

4. 参加抢救工作的护理人员应在护士长领导下，执行主持抢救人员的医嘱，并严密观察病情变化，随时将医嘱执行情况和病情变化报告主持抢救者；执行口头医嘱时应复诵一遍，并与医师核对药品后执行，防止发生差错事故。在抢救过程中要做到边抢救边记录，记录时间应具体到分钟。未能及时记录的，有关医务人员应当在抢救结束后 6 小时内据实补记，并加以说明。

5. 严格执行交接班制度和查对制度，各班应有专人负责，对病情抢救经过及各种用药要详细交班，所用药品的空安瓿经二人核对方可离开，各种抢救药品，器械用后应及时清理、消毒、补充，物归原处，以备再用。

6. 病危、病重患者要填写病危通知单，一式两份，一份放入住院档案中，一份交患者家属。要及时、认真向患者家属讲明病情及预后，填写病情告知书并签字，以期取得家属的配合。

7. 因纠纷、殴斗、自杀等原因致伤的患者，除应积极进行抢救工作外，同时执行特殊情况报告制度，在正常工作日应向主管部门报告，非工作日向护理院总值班报告，必要时报告公安部门。

8. 不参加抢救工作的医护人员一般不进入抢救现场，但须做好抢救的后勤工作。

9. 抢救工作中，药房、检验、放射或其他辅助科室及后勤部门，应满足临床抢救工作的需要，要给予充分的支持和保证。

五、死亡病例讨论制度

1. 各护理区对每例死亡病例应按《病历书写规范》要求，由经治医师书写死亡记录，科主任或副主任医师及以上职称医师审签。对猝死、死因不明的病例必须进行详细讨论，总结经验，吸取教训，提高临床诊疗水平。

2. 死亡病例讨论必须在病人死亡后一周内完成，尸检病例在有病理报告后2周内进行。

3. 死亡病例讨论必须由科主任或副主任医师以上职称的医师主持，全体医师和护士长参加。

4. 责任医师汇报病史；负责抢救的经治医师汇报抢救经过，陈述死因，以及分析死因，指出可能存在的问题；科主任或主任（副主任）医师重点对诊断、治疗、死因和存在的不足及本病的国内外诊治进展，进行进一步综合分析，提出改进措施。

5. 讨论情况记入专设的"死亡病例讨论本"中，要求有完整的死亡讨论记录，由科主任、上级医师签字确认后纳入病历。

六、查对制度

（一）临床科室

1. 开医嘱、处方或进行治疗时，应查对患者姓名、性别、床号、住院号（门诊号）。

2. 执行医嘱时要进行"三查七对"：操作前、操作中、操作后；对床号、姓名、药名、剂量、时间、用法、浓度。

3. 清点药品时和使用药品前，要检查质量、标签、失效期和批号，如不符合要求，不得使用。

4. 给药前，注意询问有无过敏史；使用剧、毒、麻、限药时要经过反复核对；静脉给药要注意有无变质，瓶口有无松动，瓶身有无裂缝；给多种药物时，要注意配伍禁忌。

5. 输血时要两人查对，严格"三查八对"制度，确保输血安全。

（二）药房

1. 配方时，查对处方的内容、药物剂量、配伍禁忌。

2. 发药时，查对药名、规格、剂量、用法与处方内容是否相符；查对标签（药袋）与处方内容是否相符；查对药品有无变质，是否超过有效期；查对姓名、年龄，并交代用法及注意事项。

（三）检验科

1. 采取标本时，要查对科别、床号、姓名、检验目的。

2. 收集标本时，查对科别、姓名、性别、联号、标本数量和质量。

3. 检验时，查对试剂、项目，化验单与标本是否相符。

4. 检验后，查对目的、结果。

5. 发报告时，查对科别、床号。

（四）放射科

1. 检查时，查对科别、床号、姓名、年龄、片号、部位、目的。

2. 治疗时，查对科别、床号、姓名、部位、条件、时间、角度、剂量。

3. 发报告时，查对科别、床号。

（五）理疗科及针灸室

1. 各种治疗时，查对科别、床号、姓名、部位、种类、剂量、时间、皮肤。

2. 低频治疗时，需检查对极性、电流量、次数。

3. 高频治疗时，需检查体表、体内有无金属异常。

4. 针刺治疗前，检查针的数量和质量，取针时，检查针数和有无断针。

（六）特殊检查室（心电图、脑电图、B 超等部门）

1. 检查时，查对科别、床号、姓名、性别、检验目的。

2. 诊断时，查对姓名、编号、临床诊断、检查结果。

3. 发报告时查对科别、床号。

其他科室亦应根据上述要求，制定本科室工作的查对制度。

（七）供应室

1. 准备器械包时，查对品名、数量、质量、清洁度。

2. 发器械包时，查对名称、消毒日期。

3. 收器械包时，查对数量、质量、清洁处理情况。

4. 高压消毒灭菌后的物件要查验化学指示卡是否达标。

七、值班交接班制度

1. 各科在非办公时间及节假日，须设有值班医师，可根据科室大小和床位多少，单独或联合值班。

2. 值班医师每日在下班前到科室，接受各级医师交办的医疗工作，交接班时，应巡视患者，对危重患者应做好床旁交接。

3. 各科医师在下班前应将新入院患者情况，危重患者的病情及处理事项，以及需要特殊观察的患者情况记入交班本，并做好口头交班工作。

4. 值班医师负责各项临时性医疗工作和患者病情变化的临时处理，对新入院的患者及时诊治，书写住院记录，给予必要的医疗处理。

5. 值班医师遇有疑难问题时，应及时请示上级医师。

6. 值班医师夜间必须在值班室留宿，不得擅自离开，护理人员邀请查看患者时，应立即前往巡视。如因公必须离开时，必须向值班护士说明去向及联系方式。

7. 值班医师在每日科室交接班晨会上，应将患者情况重点向科室全体工作人员报告，并向责任医师交清危重患者情况及尚待处理的工作。

8. 值班医师每日需要填写交接班记录，重点记录危重患者的病情和治疗措施，以及新入院患者情况，死亡患者抢救和交班医生交班的所有事项。

9. 药房、检验科、放射科、超声科、心电学科等科室，须根据情况安排好值班，坚守岗位，保证临床医疗工作的顺利进行，并做好记录。

八、临床"危急值"报告制度

1. "危急值"是指检验、检查结果与正常预期偏离较大，当出现这种检验、检查结果时，表明患者可能正处于危险边缘，临床医生如不及时处理，有可能危及患者安全甚至生命，这种可能危及患者安全或生命的检查数值称为危急值，危急值也称为紧急值或警告值。

2. 各医技科室（医学影像科、B超、心电图等）全体工作人员应熟练掌握各种危急值项目的"危急值"范围及其临床意义，检查出的结果为"危急值"，在确认仪器设备正常，经上级医师或科主任复核后，立即电话报告临床科室，不得瞒报。

3. 临床科室接到"危急值"报告后，应立即采取相应措施，抢救患者生命，确保医疗安全。

4. 具体操作程序

（1）当检查结果出现"危急值"时，检查者首先要确认仪器和检查过程是否正常，在确认仪器及检查过程各环节无异常的情况下，立即复查，复查结果与第一次结果吻合无误后，检查者立即电话通知患者所在临床科室或门诊值班医护人员，并在"危急值登记本"上详细记录，记录检查日期、患者姓名、性别、年龄、科别、住院号、检查项目、检查结果、复查结果、临床联系人、联系电话、联系时间、报告人、备注等项目，并将检查结果发出。检验科对原标本妥善处理后冷藏保存一天以上，以便复查。

（2）临床科室接到"危急值"报告后，须紧急通知责任医师、值班医师或科主任，临床医师需立即对患者采取相应诊治措施，并于6小时内在住院记录中记录接收到的"危急值"检查报告结果和采取的诊治措施。

（3）临床医师和护士在接到"危急值"报告后，如果认为该结果与患者的临床病情不相符或标本的采集有问题，应重新留取标本送检进行复查。如复查结果与上次一致或误差在许可范围内，检查科室应重新向临床科室报告"危急值"，并在报告单上注明"已复查"。报告与接收均遵循"谁报告（接收），谁记录"的原则。

5. "危急值"报告涉及所有门诊及护理区患者，重点对象是急危重症患者。

6. "危急值"报告科室包括：检验科、放射科、超声科、心电图室等医技科室。

7. 为了确保该制度能够得到严格执行，相关职能部门定期对所有与危急值报告有关的科室工作人员，包括临床医护人员进行培训，内容包括危急值数值及报告、处理流程。

8. "危急值"报告作为科室管理评价的一项重要考核内容。主管部门应对科室的危急值报告工作定期检查并总结。重点追踪了解患者病情的变化，或是否由于有了危急值的报告而有所改善，提出"危急值"报告的持续改进措施。

附件：一　检验（检查）"危急值"报告项目

　　　　二　危急值报告流程

附件一　检验（检查）"危急值"报告项目

1. 检验科项目

（1）全血细胞分析

白细胞计数 $<2.5 \times 10^9/L$；$>30 \times 10^9/L$

血红蛋白含量 <50 g/L；>200 g/L

血小板计数 $<50 \times 10^9/L$；$>900 \times 10^9/L$

（2）凝血试验

凝血酶原时间（PT）>20 秒

激活部分凝血活酶时间（APTT）>70 秒

（3）生化检验

钾 <2.5 mmol/L；>6.5 mmol/L

钠 <120 mmol/L；>160 mmol/L

氯 <80 mmol/L；>115 mmol/L

钙 <1.75 mmol/L；>2.74 mmol/L

葡萄糖（成人）<2.5 mmol/L；>15.0 mmol/L

ALT（丙氨酸氨基转移酶）>500 U/L

AST（谷草转氨酶）>500 U/L

AMY（淀粉酶，血）>200 U/L；AMY（淀粉酶，尿）>800 U/L

Urea（血尿素）>15.0 mmol/L

Crea（血肌酐）>500 mmol/L

（4）其他

尿隐血 ++++，尿糖 ++++，大便隐血 ++++

2. 超声诊断科项目

（1）各种外伤超声检查发现脏器破裂、腹腔积血者；

（2）各种危重疾病引起大量胸、腹水者；

（3）急性胃潴留、尿潴留；

（4）急性动脉、静脉栓塞、血栓形成者；

（5）急腹症超声检查发现疑似出血坏死性胰腺炎、胆结石嵌顿、急性坏死性阑尾炎等。

3. 心电图项目

（1）心电图检查发现急性心肌梗死；

（2）严重室性心律失常（室速、尖端扭转型室速、室颤）；

（3）快速室上性心动过速（心率>200次/分）；

（4）完全性房室传导阻滞，严重三支阻滞；

（5）窦性停搏（>2秒），双结病变；

（6）起搏器故障；

（7）严重高钾血症心电图改变：窦室传导，严重室内传导阻滞。

4. 放射科项目

（1）张力性气胸；

（2）严重肝、脾、胰、肾破裂；

（3）纵隔严重积气等；

（4）疑似胸、腹腔积血情况。

以上科室其他表明患者正处于生命危险边缘状态的检查结果及其他科室表明患者正处于生命危险边缘状态的检查结果。

附件二　危急值报告流程

发现检验、检查结果异常

确认"危急值"（与"危急值"列表比对）

将"危急值"通知临床科室（电话通知为主要方式）

"危急值"报告后进行记录

"危急值"检验、检查报告单发放（标记：建议复查）

九、抗菌药物分级管理制度

根据抗菌药物特点、临床疗效、细菌耐药、不良反应、当地经济状况、药品价格等因素，将抗菌药物分为非限制使用、限制使用与特殊使用三类进行分级管理。

（一）分级原则

1. 非限制使用：经临床长期应用证明安全、有效，对细菌耐药性影响较小，价格相对较低的抗菌药物。

2. 限制使用：与非限制使用抗菌药物相比较，这类药物在疗效、安全性、对细菌耐药性影响、药品价格等某方面存在局限性，不宜作为非限制药物使用。

3. 特殊使用：不良反应明显，不宜随意使用或临床需要倍加保护以免细菌过快产生耐药而导致严重后果的抗菌药物；新上市的抗菌药物；其疗效或安全性任何一方面的临床资料尚较少，或并不优于现用药物者；药品价格昂贵。

（二）分级管理

1. "限制使用"的抗菌药物，须由主治医师以上专业技术职务任职资格的医师开具处方（医嘱）。

2. "特殊使用"的抗菌药物，须经抗感染或有关专家会诊同意后，由具有高级专业技术职称的医师开具处方（医嘱）。

3. 临床选用抗菌药物应遵循《抗菌药物临床应用指导原则》，根据感染部位、严重程度、致病菌种类以及细菌耐药情况、患者病理生理特点、药物价格等因素加以综合分析考虑，参照"各类细菌性感染的治疗原则"，一般对轻度与局部感染患者应首先选用非限制使用抗菌药物进行治疗；严重感染、免疫功能低下者合并感染或病原菌只对限制使用抗菌药物敏感时，可选用限制使用抗菌药物治疗；特殊使用抗菌药物的选用应从严控制。

4. 紧急情况下临床医师可以越级使用高于权限的抗菌药物，但仅限于1天用量，并做好相关病历记录。

十、危重患者管理制度

1. 各临床科室要强化对危重症患者管理的责任意识，提高积极主动为危重症患者服务的紧迫性和自觉性。

2. 认真落实首诊负责制度、查房制度、危重患者抢救制度、会诊制度等核心制度，完善危重症的救治预案，规范收治管理，及时、规范转诊急危重症患者，避免医疗纠纷。

3. 对危重患者积极救治的同时，随时向患者家属交代病情，根据病情需要，及时下达危、重病通知，认真填写危、重病通知书。向患者家属进行沟通，重点交代目前病情、诊断、治疗方案、可能导致的严重后果。告知护理院的医疗条件，提出意见及建议，以便家属做出转院、会诊及留院继续治疗的决定。沟通告知内容应记录在案并签字。

4. 医师下班前除做好住院记录外，必须将危重患者病情及治疗、观察重点记录在交班本上，向值班医师以书面及床头两种形式交班，不得仅做口头交班。

5. 危重患者的责任医师必须向上级医师汇报。上级医师必须查看患者，并由责任医师或值班医师记录在住院记录中。对治疗有困难者，应请示科主任进行全科会诊，讨论治疗抢救方案。

6. 除危重患者所在科室外，相关临床科室、医技科室必须给予充分配合，不得以任何借口推诿或拒绝。

7. 重大或涉及多科抢救时，除报本科主任外，还应及时上报主管部门，下班后或节假日报总值班。

8. 主管部门定期和不定期深入临床，指导临床各科的高危患者管理，发现安全隐患将及时整改，确保管理制度全面贯彻落实。重点患者视病情向主管院长汇报。

附件：病情危重通知参考
一、主要指标

1. 各种休克状态。

2. 呼吸节律改变：潮式呼吸，暂停呼吸，呼吸 >30 次 / 分，同时伴有发绀，脉氧 <90%。

3. 昏迷状态，体温 >39.5 ℃，且经治疗后持续不退。

4. 心律持续≥ 130 次 / 分，一般处理无效者。或心律 <50 次 / 分，且有阿斯发作者。

5. 严重心律失常：室速、频发房早、室上性心动过速频繁发作者，快速性房颤经处理无效者。

6. 严重哮喘发作伴明显发绀，大量痰鸣音，无法咳出者。

7. 双肺明显湿啰音，伴发绀、大量痰鸣音、无法咳出者。

8. 白细胞总数 $>20 \times 10^9$/L 或伴 CRP $\geq$ 100 mg/L 感染者。

9. 严重感染表现白细胞总数不升高，但 CRP 非常高。

10. 全身严重水肿或伴大量腹水者。

11. 癫痫持续状态或癫痫频繁发作者。

12. 生化异常：高钾血症 >6.5 mmol/L，严重低钾血症 <2.0 mmol/L，肌酐 >400 mmol/L，反复低血糖发作者。

13. 各种肿瘤晚期，且伴有严重并发症者。

14. 严重腹泻伴饮食差，精神极度萎靡者，脱水明显（尿少、皮肤干燥、眼球凹陷等）。

15. 上消化出血（呕血、大量黑便）。

16. 高龄（75 岁以上者）一天未进食，精神极度萎靡者。

17. 无尿 >24 小时者，且膀胱无小便者。

18. 突发严重疾病：急性心肌梗死，急性心力衰竭，急性呼吸衰竭，急性肾功能衰竭，急性脑血管意外等。

19. 剧烈疼痛，且一般情况差者，如进食差、精神萎靡。

二、次要指标

1. 精神状态改变：精神萎靡，嗜睡，昏睡。

2. 长期衰弱，突然夜间吵闹明显，胡言乱语、烦躁不安，谵妄。

3. 不能进食两顿或以上者。

4. 严重基础疾病：慢阻肺、脑梗死、高血压性心脏病、心力衰竭、冠心病、肾功能不全。

5. 各种肿瘤晚期。

6. 痰多不易咳出者。

7. 年龄 >80 岁。

8. 发热。

9. 骨折。

10. 严重频繁呕吐、腹痛腹泻。

11. 胸闷、心悸。

12. 多发皮下出血、紫癜。

13. 四肢冰凉发绀。

14. 长期植物人状态。

15. 严重贫血。

16. 白细胞减少，伴有感染者。

17. 肺底少量湿啰音，呼吸费力者。

18. 支气管哮喘发作。

19. 大面积压疮伴感染。

20. 全身恶病质或消瘦明显，营养不良。

21. 严重心电图改变：室上速，严重心动过缓，病态窦房结综合征，偶发室早，心动过速。

22. 重大创伤过渡期。

以上指标参考：具备主要指标一项可通知病危，具备两项次要指标可通知病重，两项以上者可考虑病危。以上数值仅供参考，无统一标准。

注：以上意见必须结合临床，少数病人特异性体质，必须仔细甄别。

十一、患者评估管理制度

1. 护理院对所有入住患者均需进行躯体功能、认知功能及精神、心理状态等进行评估，并作为入、出院和确定护理等级的依据。

2. 根据护理院条件设置评估室或评估区域，并配备必要的评估工具。

3. 对患者的评估工作由医师、护士或经过培训的其他岗位技术人员实施。

4. 根据护理院实际确定评估的项目、标准、内容、时限、操作规范与程序，以及记录文件格式。

5. 评估人员应熟练掌握评估标准和方法，并严格按照评估操作规范与程序逐项评估，在保证患者安全前提下，尽可能让患者当场自主完成，保证评估的准确性。

6. 评估结果记录在患者健康档案或住院档案中，用于指导制定患者的照护计划，并根据患者情况进行定期复评或随机评估。

7. 对评估结果应告知患者和家属或其委托人，并履行签字手续。

8. 当患者或患者家属对评估结果有异议时，评估人员应耐心解释，详细告知患者可能面临的风险，指导患者及家属做出正确判断。对不配合评估或无理由不认可评估结果者，护理院有权拒绝收住入院。

十二、患者入院、出院管理制度

（一）入院制度

1. 护理院患者入院采取预约制，由本院接待人员及医师通过对患者病情诊断及综合评估，依据护理院现有医疗康复护理资源（技术、设备等）和承受能力决定是否收住本院。

2. 收治患者时，接待人员及接诊医师须明确地向患者及其家属告知收住的理由、预期结果及初步估算的费用，取得患者及家属的理解与同意。

3. 所有患者入院前需交纳预交金，办理入院手续。

4. 患者入院必须有完整入院记录，包括对患者身体和精神状况的评估，以及联系人姓名、地址、电话号码等详细信息，履行有关签字手续。

5. 医护人员要主动、热情地接待新入院患者，介绍护理区环境、各项规定及注意事项，以及做好入院患者的安全管理工作。

（二）出院制度

1. 责任医师在评估住院患者治疗情况、康复护理效果及目前健康状况等基础上，制定出院计划，并与患者、家属沟通决定患者出院，开出院医嘱。

2. 护士执行出院医嘱，核对账务，通知患者或家属并协助办理出院手续，清点收回患者住院期间所用护理院的物品。

3. 医师、护士应当根据病情为出院患者提供必要的用药指导、营养指导、康复训练指导、注意事项等健康宣教。

4. 出院前患者结清费用。交给患者出院小结，主要内容有入院时情况、诊断名称、治疗方法、治疗和康复及护理效果、出院带药、出院的注意事项以及康复指导等。

5. 病情不宜出院而患者或家属要求自动出院者，医师应当向患者或家属说明可能造成的不良后果，患者或其家属签署相关知情文件后办理出院手续。

十三、患者转院、转科制度

（一）转院制度

1. 对突发病情变化或因护理院技术和设备条件限制不能治疗、护理的患者，由责任医师提出科主任同意，办理转院。

2. 患者转院前应向患者本人或家属充分告知，并估计途中可能发生的意外情况，较重患者应联系"120"转院，必要时安排护送人员。

3. 患者转院时，在本院办理出院手续。家属因特殊原因不能到场时可以委托第三方或本院护送人员护送患者至转诊医院。

4. 对外院转入本院的患者须由转出医院主管医师或家属与本院有关部门联系，经双方沟通后决定是否适合转院。

5. 由医院转入护理院的患者，在转院过程中发生病情变化时，须先在相应医院得到治疗，待病情稳定后再转入护理院。

（二）转科制度

1. 对病情需要转入其他科室治疗或护理的患者，由责任医师提出科主任同意后转科。

2. 责任医师应向患者本人或家属充分告知转科理由，患者及家属应理解配合科室的转科及床位安排。

3. 转科前请转入科室会诊，经转入科室同意后，由经治医师开转科医嘱，并书写转科记录，通知住院处登记，按联系的时间转科。

4. 患者转科时，转出科须派人携带患者住院档案陪送患者到转入科室，并向转入科室值班人员交代有关情况。

5. 转入科室接到患者后开立转科医嘱，书写转入记录。

十四、保护患者隐私权制度

1. 根据《执业医师法》《传染病防治法》《刑事诉讼法》《民事诉讼法》《侵权责任法》《医疗事故处理条例》等相关规定，患者隐私应得到保护，当自己的隐私被泄露或者被侵害的时候，有权寻求司法保护。

2. 患者的隐私保护范畴主要包括：

（1）患者个人身体的秘密，主要指患者的生理特征、生理心理缺陷和特殊疾病，如奇特体征、性器官异常，患有性病、妇科病等；

（2）患者的身世和历史秘密，包括患者的出生、血缘关系，如系非婚生子女、养子女、生育婚恋史及其他特殊经历；

（3）患者的性生活秘密，包括夫妻性生活、未婚先孕、堕胎、性功能缺陷等；

（4）患者的家庭生活和社会关系秘密，包括夫妻生活关系、家庭伦理关系、亲属情感状态和其他各种社会关系。

3. 医务人员在执业活动中，要关心、爱护、尊重患者，保护患者的隐私。患者享有不公开自己的病情、家庭史、接触史、身体隐私部位、异常生理特征等个人生活秘密和自由的权利，医务人员不得非法泄露。

4. 患者住院信息未经患者或患者授权人同意不得外泄、复印。为诊疗或学术报道需要，需先征得患者或其家属同意后方可拍摄、报道。

5. 凡属国家法律允许的宗教信仰和民族习惯，在不影响护理院工作和秩序的情况下，医务人员要尊重和保护，不得用任何方式议论、嘲笑、歧视和干涉。

6. 为患者做诊疗查体、行导尿术、灌肠、会阴冲洗等需暴露身体敏感部位的处置应用屏风或隔帘遮挡。

7. 对失能患者、失智患者、临终患者及急危重患者抢救时，应尽量体现对患者的隐私保护。

8. 当患者利益与社会公共利益发生冲突时，应以社会公共利益优先。比如，被查出传染病的患者，医生有义务和权利按照规定上报，并告知与患者亲密接触的人。

十五、患者身份识别管理制度

1. 所有住院患者必须佩戴腕带，用以识别患者身份。

（1）患者新入院时，护士应核对住院记录与腕带上信息相符，腕带信息字迹清晰规范，准确无误。项目包括姓名、性别、年龄、住院号等。

（2）佩戴腕带前要求患者陈述自己姓名，对无法沟通的患者应请患者家属陈述患者的身份，说明佩戴腕带的目的和意义，并帮助患者正确佩戴。

（3）患者在院期间应始终佩戴腕带，如有遗失或损坏必须立即补上新腕带。

2. 在对患者实施任何检查、操作或转运前应核对（扫描）身份腕带，同时患者陈述自己姓名，核对时至少同时使用两种患者身份识别方式，如姓名、年龄、出生年月、住院号等，禁止仅以房间或床号作为识别的唯一依据。

3. 在为患者进行任何护理操作时，操作前、中、后必须进行患者身份识别，确认患者。

4. 对患者进行输血、特殊用药、特殊治疗时，需两名护理人员共同认定患者身份，并严格执行查对制度。

5. 患者转科交接时应进行身份识别，尤其是重点患者，包括意识不清、语言交流障碍、镇静期间患者等。

6. 患者外出检查前，应检查腕带佩戴在位，并携带检查单，便于检查时确认身份并核对。

7. 管理人员应督查患者身份识别的执行情况，进行总结、分析、改进。

十六、患者知情同意告知制度

1. 患者知情同意包括患者知情和同意两方面的内容，知情的内容包括患者对病情、医疗措施、风险益处、治疗方案、费用开支等真实情况的了解、被告知的权利；同意的内容包括患者在知情的情况下有选择、接受或拒绝的权利。

2. 以下情况必须履行书面知情同意签字手续：

（1）进行有创操作检查治疗时、开展新业务及新技术时。

（2）入院谈话，包括患者病情、治疗方案、并发症、风险等相关情况。

（3）患者病危/病重或病情发生明显变化时。

（4）使用高值材料或金额较大的一次性耗材。

（5）部门规定的须给予知情同意的其他情况。

3. 书面知情同意在患者病情稳定的情况下也应定期告知，有病情变化时随时告知。应告知患者/家属信息如下：

（1）疾病诊断、可能的病因、具体病情及发展情况、需采取何种治疗措施以及相应的后果、拒绝治疗的可能后果等。

（2）康复过程中可能发生的问题。

（3）预计需要支付的费用。

4. 对患方履行知情同意人员的要求：

（1）由患者本人或其监护人、委托代理人行使患者知情权。

（2）患者具有完全民事行为能力的，在不违反保护性医疗制度的前提下，应将告知内容直接告知其本人，必须履行书面签字手续的由其本人签字。

（3）对于不能完全行使民事行为能力的昏迷、痴呆、残疾、精神病等患者，由符合相关法律规定的人员代为行使知情同意权。

（4）患者以授权的方式委托代理人，并由双方（患者和委托代理人）按护理院规定在授权委托书上签字，该委托代理人代表患者行使其在护理院治疗期间的知情同意权，签署各项医疗活动同意书。

十七、医疗隐患、医疗不良事件报告制度

为及时、有效地发现和处理医疗隐患、医疗不良事件，尽可能减轻已发生的不良后果，维护护理院的正常工作秩序，保障医疗安全，提高医疗质量，特制定本制度。

（一）目的

1. 护理院全体职工积极、主动的上报医疗隐患、医疗不良事件，可有效抑制医疗隐患、医疗不良事件的进一步恶化，便于有关职能部门尽早介入，妥善解决，避免医患矛盾的升级。

2. 医疗隐患、医疗不良事件的全面报告有利于医疗管理部门对护理院内医疗纠纷、事故和隐患有宏观的认识，便于分析原因及处理的合理性，从而制定行之有效的控制措施。

（二）原则

建立医疗隐患、医疗不良事件报告制度，坚持行业性、自愿性、保密性、非处罚性和公开性的特性。

1. 行业性：是仅限于护理院内与患者安全有关的部门，如临床、医技、护理、服务、后勤保障等相关部门。

2. 自愿性：护理院各科室、部门和个人有自愿参与（或退出）的权利，提供信息报告是报告人（部门）的自愿行为，但要保证信息的真实性。

3. 保密性（不针对个人）：对报告人以及报告中涉及的其他人和部门的信息完全保密。报告人可通过院内网络信箱、书面报告、电话等多种形式具名或匿名报告医务科、护理部等行政职能部门。也可以科室为单位上报医疗隐患、医疗不良事件信息。

4. 非处罚性：本制度不具有处罚权，报告内容不作为对报告人或他人违章处罚的依据，也不作为对所涉及人员和部门处罚的依据，不涉及人员的晋升、评比、奖罚。

（三）意义

1. 是对国家强制性"重大医疗过失行为和医疗事故报告系统"和护理院医

疗隐患、医疗不良事件报告体系的补充和强化。

2. 是独立的、保密的、自愿的、非处罚性的医疗隐患、医疗不良事件信息报告系统。

3. 是收集强制性的医疗事故报告等信息系统收集不到的有关医疗安全的信息及内容。

4. 是对《医师定期考核办法》的奖惩补充。

（四）医疗隐患、医疗不良事件上报程序、途径和时限

1. 医疗隐患、医疗不良事件根据其是否造成损害后果及损害程度分为：

警告事件：非预期的死亡，或非疾病自然进展过程中造成永久性功能丧失。

不良事件：在疾病医疗过程中因诊疗活动而非疾病本身造成的患者机体与功能损害。

未造成后果事件：虽然发生错误事实，但未给患者机体与功能造成任何损害，或有轻微后果而不需任何处理可完全康复。

医疗隐患：可能影响患者安全的因素，由于及时发现，未形成患者损害事实。

2. 警告事件应在积极处理的同时立即报告护理院主管职能部门（夜间和节假日报告总值班）。主管职能部门（总值班）接报后调查分析、初步处理或转相关职能科室，上报分管院长，必要时组织医疗质量委员会针对不良事件进行分析、制定对策、及时消除不良事件造成的影响，尽量将不良事件造成的危害和可能引起的医疗纠纷消灭在萌芽状态。

3. 不良事件、未造成后果事件、医疗隐患应在48小时内报告，主管职能部门接到报告后立即进行调查，与其他职能部门直接相关的事件则转交相应职能部门进行调查，分析事件发生的原因、影响因素及各个管理环节的隐患，并制订改进措施。

4. 上报方法分为书面报告和电话报告两种：书面报告包括手写文件和电子文件。手写文件请直接交至相关行政职能科室；电子文件发到指定邮箱后电话告知（一般情况尽量采用书面报告形式）；以科室为单位集体上报的医疗事件，均需采用书面报告形式，并建议科室将报告文件复印存档，作为科室持续改进的工作备案。

5. 如遇特殊、严重或紧急情况应立即拨打职能部门电话，节假日可直接向总值班报告。对必要的书证和物证应及时保留或封存（如发生有争议的不良反应的药物等，要及时封存）。

6. 具体上报途径如下：

（1）医疗不良事件——上报医疗主管部门。

（2）护理不良事件——上报护理部。

（3）感染相关不良事件——上报感染管理部门。

（4）药品不良事件——上报药剂科。

（5）仪器、器械不良事件——上报后勤保障部、采购中心。

（6）电脑信息不良事件——上报信息科。

（7）设施不良事件——上报后勤保障部。

（8）服务及行风不良事件——上报院办。

（9）治安不良事件及隐患——上报后勤保障部。

（五）医疗隐患、医疗不良事件报告奖励机制

每月医疗纠纷考核时，对于发生医疗隐患、医疗不良事件能积极、主动上报的科室和个人按照以下标准适当给予减轻或免除处罚并报请院办公会通过。

1. 发生严重不良后果的医疗不良事件能主动上报的，对责任人可适当减轻处罚标准。

2. 未发生不良后果或未能引起医疗纠纷事件的医疗不良事件能主动上报的，对责任人可免除处罚。

3. 对医疗不良事件隐瞒不报，导致不良后果进一步恶化的，应加重处罚，并记入医师考核档案。

4. 能积极主动上报医疗不良事件，配合相关职能部门妥善处理医疗纠纷的，且事后能吸取教训，持续改进，提高医疗质量的个人和科室，可报院部纳入年终考核。

十八、医疗质量管理制度

1. 医疗质量是护理院管理的核心内容和永恒的主题，护理院必须把医疗质量放在首位，把质量管理控制和持续改进的过程纳入护理院的各项工作。

2. 护理院建立健全院、科二级质量管理组织和质量保证体系，明确职责，配备专（兼）职人员，负责质量管理工作。

（1）护理院设置的质量管理与改进组织要与护理院功能任务相适应，人员组成合理，职责与权限范围清晰，定期召开工作会议，为护理院质量管理提供决策依据。

（2）院长作为护理院医疗质量管理第一责任人，负责质量管理与改进的领导与决策；各级领导参与制定相关制度，监控质量管理与改进过程。

（3）医务部、护理部等职能部门负责医疗质量管理的指导、检查、考核、评价和监督。

（4）临床、医技等科室主任作为科室质量管理第一责任人，全面负责本科室医疗质量管理工作。

（5）各级责任人应明确自己的职权和岗位职责，并应具备相应的质量管理与分析技能。

3. 院、科二级质量管理组织要根据上级有关要求和自身医疗工作的实际，制定切实可行的质量管理方案。质量管理方案包括：质量管理目标、指标、计划、措施、效果评价及信息反馈等主要内容，着重加强医疗质量关键环节、重点部门和关键岗位的管理。

4. 健全护理院规章制度和人员岗位责任制度，严格落实医疗质量和医疗安全的核心制度，以及严格执行医疗技术操作规范和常规。

5. 加强全员质量、安全教育和三基培训，强化质量和安全意识，提高全员参与质量管理与改进的能力。

6. 做好质量管理工作记录，定期总结，逐级上报。通过检查、分析、评价、反馈等措施，促进医疗质量持续改进与提高，并将质量和安全的分析与评价纳入护理院、科室、员工的绩效考核。

7. 逐步建立非惩罚性不良事件报告系统，促进护理院质量管理系统持续改进，及时发现工作缺陷和不足，推动医疗质量管理制度、运行机制与程序的改进。

十九、特殊用药管理及审批制度

特殊药品包括麻醉药品、精神药品、放射性药品、医疗用毒性药品及药品类易制毒化学品。目前护理院所涉及的特殊药品种类主要是麻醉药品和精神类药品。对于护理院所涉及的职能科室和各级工作人员必须严格执行本制度。

（一）总则

1. 护理院应成立"特殊药品使用管理领导小组"，由院长负责，成员为医疗、药剂、护理部门负责人。相关科室必须指定工作责任心强、业务熟悉的人员专门（兼职）管理，日常工作由药剂科承担。主要职责：

（1）全面负责麻醉药品、精神药品使用管理，负责定期对麻醉药品、精神药品的监督、检查工作，各科室成员负责本管辖范围内此类药品的保管、使用管理。

（2）掌握与麻醉药品、精神药品相关的法律、法规、规定，熟悉麻醉药品、第一类精神药品使用和安全管理工作。

（3）每月定期检查各科室麻醉药品、第一类精神药品的采购、保管、使用情况，并做好记录。

（4）相关主管部门负责安排全院医务人员对麻醉药品、精神药品相关的法律、法规、规定、专业知识、职业道德的学习和培训。

（5）医务管理部门负责护理院麻醉药品、第一类精神药品处方权的管理工作。

（6）药剂科负责麻醉药品、精神药品购鉴卡管理，及时向主管部门统计上报。

（7）麻醉药品、精神药品管理人员必须定期检查麻醉药品、精神药品的质量和有效期，发现药品过期或出现质量问题，立即向科主任汇报，经科主任同意后，严格按照规定填写麻醉药品报损单，报请医务科和院长签字同意，向卫生局申请，并在市卫生局工作人员的监督下销毁处理。

2. 特殊药品的管理和使用。根据国务院颁布的《药品管理法》《麻醉药品和精神药品管理条例》、卫生部颁布的《医疗机构麻醉药品、第一类精神药品管理规定》《麻醉药品和精神药品临床应用指导原则》和《处方管理办法》等法规文件执行。

3. 麻醉药品和一类精神药品应存放在安装有防盗门窗的专门仓库的保险柜内，严防丢失。实行"三级管理"和"批号管理"药库、药房、使用部门，药房和临床科室急救备用的少量基数药品要实行"五专管理"：双专人负责、专柜加双锁、专用账册、专用处方、专册登记。药剂科定期组织检查，做好检查记录，及时纠正存在的问题和隐患。

4. 护理院购买的特殊药品只准在本单位使用，不得转售。

5. 药剂科应根据国家对特殊药品管理的有关规定，执行和监督护理院特殊药品的管理和使用，禁止非法使用、储存、转让或借用特殊药品，对违反相关规定的个人，由卫生行政部门、食品药品监督管理部门、公安司法机关按照有关法律法规的规定处罚和（或）追究刑事责任。

（二）特殊药品的分类。

本制度所称麻醉药品和精神药品，是指列入麻醉药品目录、精神药品目录（以下称目录）的药品。精神药品分为第一类精神药品和第二类精神药品。目录由国务院药品监督管理部门会同国务院公安部门、国务院卫生主管部门制定、调整并公布。

（三）麻醉药品、精神药品的使用管理制度

1. 应遵循 WHO "癌症疼痛三阶梯"治疗基本原则和卫生部印发的《麻醉药品临床应用指导原则》《精神药品临床应用指导原则》，保障癌症患者缓解癌性疼痛和其他疾病患者慢性中重度疼痛（非癌性疼痛）治疗时麻醉药品的使用。

2. 麻醉药品、精神药品处方的管理制度：

（1）医务主管部门和药剂科根据有关规定设计麻醉药品、精神药品专用处方，经分管院长审核，定量印制，做好处方编号登记，定额发放使用，对于有作废的处方，必须上交药剂科，做好相关登记。

（2）物资库房专人管理麻醉药品、第一类精神药品处方，处方入库应当场清点，记录起止号码，入库保管。

（3）物资库房应建立"麻醉药品、第一类精神药品处方领用登记册"，记录以下内容：领用日期、领用科室、处方起止号码和数量、领用人签名、发放人签名。各临床科室需要使用麻醉药品、第一类精神药品处方时，由各科室到专职管理部门领用，指定专职人员妥善保管。

（4）专职管理部门、各科室保管的麻醉药品、精神药品专用处方发生失窃时，应迅速向院医务科报告，失窃处方自失窃之时起作废，并及时在院内通告。

3. 麻醉药品、第一类精神药品专用病历的管理制度：

（1）对因镇痛需长期使用麻醉药品、第一类精神药品的癌痛、慢性中重度非癌痛的患者，护理院建立麻醉药品、第一类精神药品专用病历。

（2）专用病历处方由护理院统一编号后由药剂科保管，专用于麻醉药品、第一类精神药品的配用，不能用于其他疾病的诊疗和药品的配用。

（3）护理院在建立专用病历时，应留存二级以上医疗机构开具的诊断证明、患者身份证明复印件、代办人员身份证明复印件，要求其签署"知情同意书"，并于每月 30 日前将新建专用病历患者的姓名、性别、年龄、住址、身份证明编号、疾病诊断等基本情况上报卫生行政部门。

4. 医生的处方权管理制度：经注册后具有执业医师资格的医师经过有关麻醉药品和精神药品使用知识的培训和考核合格后，取得麻醉药品和第一类精神药品的处方权。并建立"麻醉药品、第一类精神药品处方医师签名（签章）式样备案表"，留样备案表一式二份，分别由药剂科与医务主管部门备案保存。

5. 医生的诊疗管理制度

（1）具有处方权的医师在为因镇痛需长期使用麻醉药品、第一类精神药品的癌痛、慢性中重度非癌痛的患者首次开具麻醉药品、第一类精神药品处方时，应当亲自诊查患者，为其建立专用病历，填写"特殊用药申请单"，上报医务科，同意后方可使用。

（2）医生应当要求长期使用麻醉药品和第一类精神药品的患者每日随诊，若发现患者不再需要继续使用时，应及时注销其专用病历，并上报所在地卫生行政部门。

（3）除需长期使用麻醉药品和第一类精神药品的急诊癌症疼痛患者和中重度慢性疼痛患者外，麻醉药品注射剂仅限于护理院内使用。

6. 处方用量管理制度

（1）麻醉药品、第一类精神药品注射剂处方为一次常用量；其他剂型处方不得超过 3 日常用量；控缓释制剂处方不得超过 7 日常用量。

（2）第二类精神药品处方一般不得超过 7 日用量。对于慢性病或某些特殊情况，处方用量不超过一个月，但医师应当注明理由。

（3）具有专用病历的急诊癌痛、慢性中重度非癌痛患者开具的麻醉药品、第一类精神药品注射剂处方不得超过 3 日用量；其他剂型处方不得超过 7 日用量；控缓释制剂，每张处方不得超过 15 日常用量。

（4）住院患者的麻醉药品及第一类精神药品处方应当逐日开具，每张处方为 1 日常用量。

7. 药师调剂权的管理：药师经过有关麻醉药品和精神药品使用知识和规范化管理的培训，考核合格后取得麻醉药品和第一类精神药品调剂资格，方可在本机构调剂麻醉药品和第一类精神药品。

8. 护理区药房的药品、处方及账册保存管理

（1）麻醉药品、精神药品的管理负责人必须每天按处方核对登记册，核查药品库存和有效期，做到日日账物相符。注意库存麻醉药品、精神药品的质量

检查。

（2）护理区药房原则上不能存放，若存放必须配备保险柜及24小时监控系统，调配窗口配备必要的防盗设施。

（3）麻醉药品、第一类精神药品处方保存三年，第二类精神药品处方保存两年。处方登记专册保存期限为三年。

（4）麻醉药品、第一类精神药品专用账册的保存应当在药品有效期满后不少于两年。

（四）监督管理

1. 药剂科每日将本院麻醉药品、第一类精神药品进货、销售、库存、使用的数量以及流向进行清点。

2. 一旦发生麻醉药品和精神药品被盗、被抢、丢失或者其他流入非法渠道的情形，案发部门须立即采取必要的控制措施，同时报告科负责人、医务主管部门和院长，本院立即上报公安、卫生、药品监督相关管理部门。

（五）法律责任

凡违反《麻醉药品和精神药品管理条例》《医疗机构麻醉药品、第一类精神药品管理规定》和《处方管理办法》有关规定者，按有关法则处罚。

附件：一　麻醉药品、第一类精神药品使用知情同意书

　　　　二　麻醉药品、精神药品、毒性药品处分权授权登记表

附件一

麻醉药品、第一类精神药品使用知情同意书

《麻醉药品和精神药品管理条例》于2005年11月1日实施。为了提高疼痛及相关疾病患者的生存质量，方便患者领用麻醉药品和第一类精神药品（以下简称麻醉和精神药品），防止药品流失，在首次建立门诊病历前，请您认真阅读以下内容：

一、患者所拥有的权利

（一）有在医师、药师指导下获得药品的权利；

（二）有从医师、药师、护师处获得麻醉和精神药品正确、安全、有效使用和保存常识的权利；

（三）有委托亲属或者监护人代领麻醉药品的权利；

（四）权利受侵害时向有关部门投诉的权利。

受理投诉卫生行政主管部门：　　　　　　　　　　电话：

二、患者及其亲属或者监护人的义务

（一）遵守相关法律、法规及有关规定；

（二）如实说明病情及是否有药物依赖或药物滥用史；

（三）患者不再使用麻醉和精神药品时，立即停止取药并将剩余的药品无偿交回建立门诊病历护理院；

（四）不向他人转让或者贩卖麻醉和精神药品。

三、重要提示

（一）麻醉和精神药品仅供患者因疾病需要而使用，其他一切用作他用或者非法持有的行为，都可能导致您触犯刑律或其它法律、规定，要承担相应法律责任。

（二）违反有关规定时，患者或者代办人均要承担相应法律责任。以上内容本人已经详细阅读，同意在享有上述权利的同时，履行相应的义务。

医疗机构（章）：　　　　　　患者（家属）签名：

经办人签名：

　　年　　月　　日　　　　　　年　　月　　日

附件二
麻醉药品、精神药品、毒性药品处方权授权登记表 ＿＿＿＿ 年

姓名	职称	职务	授权范围		医师签名备案
			麻醉药品处方权	□	
			精神药品处方权	□	
			毒性药品处方权	□	
			麻醉药品处方权	□	
			精神药品处方权	□	
			毒性药品处方权	□	
			麻醉药品处方权	□	
			精神药品处方权	□	
			毒性药品处方权	□	

注：执业医师经过麻醉药品、精神药品、毒性药品培训、考核合格后授予上述处方权。

考核人：＿＿＿＿＿＿　　　　　发人：＿＿＿＿＿＿

　　年　　月　　日

二十、传染病患者及传染病管理制度

1. 护理院原则上不收住传染病患者。

2. 住院患者中发现确诊或疑似传染病患者时：

（1）当经治医师怀疑患者有传染病时，立即采取相应隔离措施并报告科主任。

（2）科主任根据患者情况需要请专科医院医师会诊或转诊，同时报院医务主管部门，由院医务主管部门负责联系专科医院进行相应会诊，根据需要决定是否转诊。

（3）专科医院医师进行会诊认为需要转院的患者按"转院制度"执行。

（4）在患者未确诊或转院前应按照相应传染病隔离预防措施进行床边隔离处理。

3. 不同类型的隔离患者须根据院感管理要求在病历做好记录。

4. 传染病报卡按《传染病疫情报告与管理制度》执行，同时报告护理院院感管理部门。

5. 检验科、放射科等医技部门应建立与传染病诊断有关的异常检查结果的反馈机制，发现与传染病诊断有关的异常检查结果时必须专册登记，并及时与开单医师或所在科室责任人联系，将结果告知，同时做好反馈记录。

6. 各科室应积极配合上级督导单位的检查以及疾病预防控制中心的流行病学调查与采样工作。

二十一、临终关怀制度

1. 临终关怀是向临终患者及其家属提供一种全面的照料，包括生理、心理、社会等全方位服务，不以治愈疾病、延长生命为目的，而是通过缓解病痛来给患者安慰，使临终患者生命得到尊重，家属的身心健康得到维护和增强，使临终患者能够无痛苦、安宁、有尊严地走完人生的最后旅程。

2. 护理院应组织临终关怀方面的教育培训，主要内容包括：临终关怀的概念和基本知识，临终患者及家属生理、心理、社会、文化方面的评估，临终关怀伦理原则和关护原则，以及临终患者疼痛处理等。

3. 对住院的临终患者进行评估，主要内容包括：与疾病过程或治疗有关的症状，导致症状缓解或加重的因素，患者生理舒适的需求和心理社会需求，患者及家属的精神需求和宗教信仰，以及为患者及家属提供支持性治疗或姑息性治疗的需求等。

4. 注重对临终患者及家属教育，进行充分的告知。主要内容包括：患者的病情和治疗方案，患者的知情权，患者的医疗决策权，放弃进一步治疗的权利和处理程序，对死亡过程的心理反应等。

5. 医务人员应充分尊重患者的权利，维护其舒适和尊严，采取措施包括：

（1）根据患者和家属的愿望，对原发病和继发症状进行适当的处理。

（2）控制疼痛，根据病情适当调整使用的药物及其服用剂量。

（3）心理精神支持：提供机会让患者及家属表达他们的感受和意愿，尊重他们的需要；尊重患者及家属的信仰、价值观、意愿，并对他们的需求做出反应。

（4）让患者及家属参与治疗讨论和决定过程。

（5）鼓励临终患者之间的彼此沟通和互助。

（6）向临终患者提供独立性、隐私性需要的生活空间。

（7）帮助濒死患者维持正常的生活形态。

（8）在患者死亡后为其家属提供温暖的照料和帮助。

6. 完善沟通记录并履行有关签字手续。将患者的需要、治疗措施和反应，以及患者及家属教育和反应记录在相应的记录单上。

二十二、死亡患者管理制度

1. 当主管医生或值班医生对某一患者做出死亡诊断后，应由医生向家属说明。经医师检查证实患者死亡后方可进行尸体料理。

2. 患者因病在护理院治疗抢救无效死亡者，必须由本院具有执业医生资格的医生及时做出明确的死亡诊断，开具死亡证明书，填写死亡通知单。

3. 对涉及纠纷、斗殴、生产事故、自杀或怀疑凶杀等情况死亡的患者，应及时报告医疗主管部门部或行政总值班，并将其所有的物品保持原样，直至公安等有关人员到场为止。这些物品均应列入清单，并记载入患者的住院档案中。

4. 如死亡患者家属对医疗有异议，家属需明确死因的，应在患者死亡后48小时内进行尸检，尸检应经死者近亲属同意并签字，并按有关规定办理手续。

5. 做好死者遗物的处理，如果患者死亡时，患者的直系亲属在场，应尽可能当场让家属领回死者所有的私人物品。如家属（和单位人）不在场，需有两人在场检查死者有无遗物，如现金、票证、衣物等各种物品并列出清单，交由护士长保存。

6. 及时对尸体进行处理，整个尸体护理过程应迅速、规范，同时对家属进行安慰，如果家属希望参与对尸体的清洗和衣服穿着，可允许他们一同参与；如果家属在等待查看尸体，应尽快处理好尸体和周围环境。

7. 护士在完成尸体护理后，及时和殡仪馆取得联系，并与家属沟通遗体搬运事宜。

8. 整理住院档案，对有抢救者必须在 6 小时内完成死亡记录的书写，无抢救者必须当时完成记录。

9. 患者死亡一周内，科室对猝死、死因不明的病例进行死亡病例讨论。特殊病例以及有纠纷的病例即刻讨论，尸检病例，待有尸检病理结果后二周内进行。讨论内容和结论，经归类整理后，分别记录于住院记录和死亡病例讨论记录簿，记录本由科室妥善保管备查。

二十三、患者拒绝治疗的有关规定

1. 护理院对患者进行诊疗护理过程中，必须遵守患者知情同意权的操作规程，在不违背国家法律、法规和社会准则的基础上，尊重和支持患者及家属作出决定的权利，患者及家属在了解后果的情况下，有权决定拒绝或终止某项治疗。

2. 患者（家属）拒绝接受或要求终止治疗时，责任医师应向患者及家属做好解释工作，并详细记录与患者（家属）沟通的内容。主要包括：

（1）拒绝或终止治疗可能会产生的后果；

（2）患者及家属对其决定所应承担的责任；

（3）其他可供选择的治疗方案。

3. 经过详细解释和充分沟通后，患者（家属）仍拒绝接受或要求终止治疗时，责任医师应做好书面的医患沟通备忘录，患者或家属（必须是法定监护人）书面签名。

4. 患者病情危急时，患者（家属）拒绝抢救及治疗，必须征得家属的同意并履行签字手续可放弃治疗及抢救，家属未能及时赶到现场可通过电话、短信、视频等形式明确拒绝抢救及治疗，并保留家属同意的电话录音或者视频等证据性资料，可以到现场后补签，并记录在住院档案内。

5. 患者或家属签署的拒绝或终止治疗的书面沟通备忘录，必须保存在住院档案中，患者或家属签字后的知情同意的内容不得再添加和修改。如果发现新情况，需要再次征得患者和家属知情同意时，应另行办理相关知情同意签字手续。

6. 落实患者知情同意权时应尽量以书面的形式进行确认，同时要以患者及家属能够理解的方式进行，除文字表述外，还可以用图谱、多媒体演示、科普文献等方式解释。

7. 签署拒绝或终止治疗知情同意书相关要求：

（1）患者知情同意书必须有医生、患者的签字及签字的日期和时间。如代替患者签字时必须注明代替签字的理由、代替签字者与患者的关系。

（2）无完全民事行为能力的成年患者（如昏迷患者、精神病患者、由于文化或其他特殊原因无法与医务人员进行沟通的患者）由其监护人签字。

（3）有民事行为能力的患者原则上都要由患者签字，在特殊情况下可以委托其家属或代理人签字，委托时要有委托书为依据，并保留在住院档案中。授权他人签字时必须是书面委托，口头委托无效。

二十四、医疗纠纷和医疗事故处理预案

医疗纠纷是指医患双方对医疗后果及其原因产生的分歧或争议；医疗事故是指医疗机构及其医务人员在医疗活动中，违反医疗卫生管理法律、行政法规、部门规章和诊疗护理规范、常规，过失造成患者人身损害的事故。发生医疗纠纷或医疗事故争议时，启动本预案。

（一）程序

1. 一旦发生医疗纠纷或医疗事故争议，必须立即通知上级医生和科室主任，同时报告主管部门，非工作日及晚夜间报告总值班，不得隐瞒，否则将承担可能引起的一切后果。由护理因素导致的医疗纠纷或医疗事故争议，除按上述程序上报外，同时按照护理体系逐级上报。

2. 由医疗护理问题所致的纠纷，科室应先调查，迅速采取积极有效的处理措施，控制事态，争取科内解决，防止矛盾激化，并接待纠纷患者及家属，认真听取患者的意见，针对患者的意见解释有关问题，如果患者能够接受，投诉

处理到此终止。

3. 主管部门接到科室报告或家属投诉后，应立即向当事科室了解情况，与科主任、护士长共同协商解决办法（当事科室必须在 24 小时内就事实经过写出书面报告上报主管部门，并根据要求提出初步处理意见），共同指定接待患者家属的人员，由专人解释病情。如果患者能够接受，投诉处理到此终止。如果患者不能接受，请患者就问题的认识和要求提供书面材料；然后，找相关责任人调查了解问题的详情，提出解决问题的方案，并向分管副院长汇报，与患者协商处理意见，如患者接受，处理到此终止。

4. 对主管部门已接待，但仍无法解决的医疗纠纷，由护理院医疗纠纷和医疗事故处理小组办理。医疗纠纷和医疗事故处理小组对发生的医疗纠纷或事故要立即组织有关人员对事件发生的经过、原因、性质、后果等情况进行调查，并将调查的结果报告院长。

5. 患方同意护理院医疗纠纷和医疗事故处理小组对医疗事件产生的原因、经过、性质等的调查分析意见，并愿意协商解决的，可协商解决，解决结果需报告院长。重大事件应与患方签署终结协议书。协议书应载明双方的基本情况、医疗事件产生的原因、事件的性质或共同认定的事故等级和协商确定的赔偿数额等。

6. 患方不同意护理院医疗纠纷和医疗事故处理小组对医疗事件产生的原因、经过、性质等的调查分析意见，并不愿意协商解决的，为避免矛盾激化可报请院长批准后，报请卫生行政部门或司法途径加以解决。

7. 由医疗卫生主管部门根据患者或家属的要求决定封存《医疗事故处理条例》所规定的住院档案内容。

8. 疑似输液、注射、药物等引起的不良后果，医务主管部门人员以及患者或家属共同在场的情况下，立即对实物进行封存，实物由护理院指定相关部门保管。

9. 如患者死亡，必须要求作尸解以明确死因，住院记录上应有记录。如拒绝作尸解，应要求家属签字。

10. 如患者需转科、转院治疗，各科室必须竭力协作。

11. 遇家属或患者情绪激动，不听劝阻或聚众闹事影响正常秩序者，立即通知安保人员或派出所人员到场，按治安管理条例办理。

【处理流程】当事人→上级医生和科室主任→向主管部门（医务科、护理部）报告→向分管副院长汇报→院医疗纠纷和医疗事故处理小组→院务会决定。

（二）处罚

1. 医疗事故及医疗纠纷处理终结后，护理院应组织有关人员对医疗纠纷及医疗事故进行认真分析，总结事件性质、产生的原因、应吸取的教训等，并对医疗事件中的相关责任人作相应处理，以防止类似事件的再次发生。

2. 对造成事故的责任者，护理院应责令其做出书面检查，吸取教训，并按照责任的性质给予相应处罚。

附件：护理院医疗纠纷和医疗事故处理小组成员及职责

1. 医疗纠纷和医疗事故处理小组成员

组长：业务副院长

成员：办公室主任、医疗及护理主管部门负责人、安保部门负责人、各科主任以及发生医疗纠纷或医疗事故的科室负责人。

2. 医疗事故处理小组统一领导医疗纠纷及医疗事故的处理工作。职责包括：

（1）制定有关医疗争议防范和处理的基本原则；

（2）受理医疗纠纷及医疗事故的投诉和申请；

（3）向有关科室和人员调查取证，查阅相关资料；

（4）组织有关专家调查相关事项；

（5）认定当事人应承担责任的大小，主要责任人及次要责任人；

（6）提出处置方案；

（7）反馈处理意见；

（8）按规定上报事故调查情况及处理结果。

第三章 护理工作制度

一、分级护理制度

护理院住院患者的护理等级由医师和护士根据患者病情和（或）自理能力、认知功能及精神、心理状态等综合评估结果决定，并由医师下达护理等级医嘱，分为特别护理、一级护理、二级护理、三级护理四种。

（一）特别护理

符合以下情况之一，可确定为特级护理：

1. 病情危重，随时可能发生病情变化需要监护的患者。

2. 维持生命，需要进行气管切开、胸腔引流等护理的患者。

3. 重度认知障碍（痴呆）、重度抑郁患者。

4. 护理要求

（1）严密观察患者病情变化，监测生命体征，准确测量出入量。

（2）根据医嘱，正确实施治疗、给药措施。

（3）根据患者病情，正确实施基础护理和专科护理，如口腔护理、压疮护理、气道护理及管路护理等，实施安全措施。

（4）保持患者的舒适和功能体位。

（5）实施床旁交接。

（6）实行 24 小时陪护。

（二）一级护理

符合以下情况之一，可确定为一级护理：

1. 病情稳定的重症患者。

2. 病情不稳定或随时可能发生变化的患者。

3. 各种手术后或治疗后需要卧床的患者。

4. 自理能力重、中度依赖的患者。

5. 中度认知障碍（痴呆）、抑郁患者。

6. 护理要求

（1）每小时巡视患者，观察患者病情变化。

（2）根据患者病情，测量生命体征。

（3）根据医嘱，正确实施治疗、给药措施。

（4）根据患者病情，正确实施基础护理和专科护理，如口腔护理、压疮护理及管路护理等，实施安全措施。

（5）提供护理相关的健康指导。

（三）二级护理

符合以下情况之一，可确定为二级护理：

1. 病情趋于稳定，仍需要观察或处于康复期患者。

2. 病情稳定，年老体弱或慢性病不宜过多活动的患者。

3. 自理能力轻度依赖的患者。

4. 轻度认知障碍（痴呆）或轻度抑郁患者。

5. 护理要求

（1）每 2 小时巡视患者，观察患者病情变化。

（2）根据患者病情，测量生命体征。

（3）根据医嘱，正确实施治疗、给药措施。

（4）根据患者病情，正确实施护理措施和安全措施。

（5）提供护理相关的健康指导。

（四）三级护理

1. 病情稳定，且自理能力无需依赖的患者。

2. 患者认知功能及精神、心理状态完好。

3. 护理要求

（1）每 3 小时巡视患者，观察患者病情变化。

（2）根据患者病情，测量生命体征。

（3）根据医嘱，正确实施治疗、给药措施。

（4）提供护理相关的健康指导。

备注：

1. 自理能力分级依据采用中华人民共和国卫生行业标准《护理分级》（WS/T 431—2013）护理分级标准。

2. 认知功能及精神、心理状态评估根据护理院实际采用国际通用相应量表。

二、护理值班、交接班制度

1. 护理区护理工作实行 24 小时值班制，严格遵照医嘱和患者个性化情况对患者实施整体护理。

2. 值班人员坚守岗位，履行职责，保证各项治疗护理工作准确、及时实施。

3. 值班人员在交班前完成本班的各项工作，并核对工作完成情况，整理物品、环境，为下一班做好准备。接班者提前 10 分钟到岗准备接班。

4. 各班交接时均进行口头、书面及床边交接班。

5. 交接班时清点毒麻药品、急救药品及物品、常规医疗护理器械等，并记录、签名。

6. 交接记录

（1）需书写交接记录的患者：出院、转出、新入院、转入、当日危重、抢救、特殊检查治疗前后、当班内病情发生变化、思想情绪波动、死亡患者。

（2）书写交接记录时字迹工整、清晰，内容简明扼要，无执业资格的护士书写的交班记录须有上级护士审阅并签名，上级护士修改、签名用红笔。

（3）交班人员在交班前完成本班的各项护理记录，交班内容符合患者的实际情况。

7. 床边交接班

（1）交接班人员共同巡查患者，要求达到清洁、整齐、安静，落实各项管理制度。

（2）床边交接时与每位患者有交流，向患者做好解释及自我介绍（晚夜间、患者入睡等特殊情况除外）。

（3）交清患者病情、特殊治疗情况，危重患者皮肤、各种导管等专科症状体征，夜间睡眠情况及有无不适等，重点交接新入院、危重、抢救、特殊检查处置、有病情变化及思想情绪波动的患者。

8. 接班后，接班人员能说出护理区一般情况，包括患者总数、出入院、转院、转科、危重、死亡人数及请假患者、有思想情绪波动的患者等。

9. 接班后，护士了解患者的病情及目前的护理问题。

10. 交接班中如发现患者病情、治疗、药品、物品等交代不清，立即查问，接班时发现问题由交班人员负责，接班后发现问题由接班人员负责。

三、护理查对制度

（一）医嘱查对制度

1. 医嘱由经治医师直接输入电脑或书写在医嘱本上，护士及时复核处理并转抄（或打印）各类执行单，执行医嘱护士必须核对无误后方可执行。

2. 各项医嘱应在规定时间内按时并准确执行，执行医嘱后在相应的医疗文件上记录执行时间并签全名。

3. 在执行医嘱的过程中，必须严格遵守查对制度，以防差错和事故发生。

4. 对有疑问的医嘱核查后方可执行，必要时与相关人员沟通，协调解决。

5. 一般情况下，护士不得执行医师的口头医嘱。因抢救急危患者需要执行口头医嘱时，护士应当复诵一遍无误后方可执行，并保留用过的空安瓿，抢救结束后，护士应及时在医师补录的医嘱后签上执行时间和执行人姓名。

6. 医嘱执行实行班班查对，本班交班前查对本班医嘱执行情况，下一班查对上一班医嘱执行情况。查对时认真、仔细，保证所有医嘱得到相应处理，无遗漏，无差错。

7. 护士长每周总查对医嘱一次，以病历内医嘱为依据，核对服药单、输液单、治疗单、饮食单。

（二）服药、注射、输液查对制度

1. 配药（备药）查对

（1）护士根据治疗单配置药液。配置药物前核对药品名称、规格、用量、用药时间，检查药品质量，注意有无变质、絮状物等，安瓿针剂有无裂痕，溶液有无霉菌、沉淀，瓶口有无松动，是否在有效期内，如不符合要求或标签不清者不得使用。

（2）配药后再次核对药品名称、规格、用量、用药时间，无误后签注配液人及配液时间。

（3）一次应用多种药物时，注意有无配伍禁忌，有疑问时应及时和药师联系。

（4）摆药后必须经二次核对，无误后方可执行。

2. 用药时查对

（1）服药、注射和输液时严格进行"三查七对"。

三查：操作前查、操作中查、操作后查。

七对：对床号、姓名、药名、剂量、浓度、时间、用法（操作前查除"七对"内容外，需查药物内容是否符合患者病情及药物有效期；操作后查除"七对"内容外，需查滴速、有无反应和肿胀）。

（2）执行患者身份识别制度，使用两种方法确认患者的身份，口服药服药到口。

（3）易致过敏的药物，给药前应询问有无过敏史，第一次用药时，即使过敏试验阴性亦需密切观察。

（4）操作过程中如患者提出疑问，应及时查清，并向患者解释后方可执行，必要时与医生联系。

（5）使用毒麻、限制药时，必须双人核对，用后保留空安瓿，在相应的登记本上登记。

（三）输血查对制度

1. 严格实行一人一配血，杜绝同时配二人血型。

2. 与检验科工作人员核对血袋、输血登记单、交叉配血单。核对内容：科室、床号、姓名、年龄、性别、住院号、血袋号、产品码、血型、Rh血型、血液类型、血量、交叉配血试验结果。

3. 检查血液的有效期、血液的外观质量、配血条是否完整。有疑问及时向检验科工作人员提出。

4. 回科室后检查血液外观质量、血袋上采血日期和配血条是否完整，双人核对交叉配血单与血袋标签：科室、床号、姓名、性别、年龄、住院号、血袋号、产品码、血型、Rh血型、血液类型、血量、交叉配血试验结果，核对后两人签署全名于交叉配血单上。

5. 输血前确认患者既往输血史无异常。

6. 输血时，双人携带病历医嘱单、交叉配血单，输血用物至患者床边核对，核对内容：血袋标签与患者核对：床号、姓名、血型；血袋标签与腕带（床头卡）核对：床号、姓名、住院号。2人核对后将配血条贴于交叉配血单上并签署全名于相应血袋号前。

7. 执行患者身份识别制度，使用两种方法确认患者的身份。

8. 输血操作中、后再次核对，严密观察患者反应。

9. 输血结束后输血记录单保留在病历中。

10. 出现输血反应时，按输血反应应急预案进行处理，双人重新核对病历、输血记录单及血袋标签并签名，如有问题立即处理、汇报，无异常则保留输血装置和血袋送检验科保留备检。

（四）饮食查对制度

1. 患者饮食由医师根据病情决定，护士根据医嘱将饮食种类的标识放置于床头卡上。

2. 以饮食单为依据，核对患者床前饮食标志，查对床号、姓名、饮食种类，并向患者宣传治疗膳食的临床意义。

3. 发放饮食前，查对饮食单与饮食种类是否相符，发放特殊饮食时做好患者身份核对。进食前再次确认饮食种类、数量、餐次与饮食牌。

4. 关注患者进食后反应，出现异常情况及时汇报医生，进行处理。对家属送来的食物，需经医护人员检查后方可食用。

5. 对禁食患者，应在饮食单和床头牌上设有醒目标志，并告诉护理员、患者和家属禁食的原因和时限。

四、护理质量管理制度

1. 建立健全护理质量管理组织，对全院护理质量行使指导、检查、考核、监督和协调职责。

2. 制定护理质量标准、考核办法，定期进行效果评价，修订完善，体现质量持续改进。

3. 制定年度护理质量管理目标和措施，有年、季、月质量分析以及信息反馈、整改措施和效果评价。护理质量检查结果列为护士长考核重点，并与科室绩效挂钩。

4. 护理质量管理委员会（小组）定期对全科护理质量进行检查、评价、反馈，提出改进措施。各护理单元质量管理小组在护士长领导下，对本单元护理质量进行全面自查，并做好记录及资料汇总。

5. 各级质量管理组织做好检查评价工作的原始记录，定期分析督查结果，确定改进措施

6. 通过各种形式了解患者及医务人员对护理工作的满意度，并针对性改进，以不断提高护理工作满意度。

7. 定期对全院护理人员进行质量和安全教育，树立质量意识，参与质量管理。

五、护理质量持续改进制度

1. 建立全员参与、覆盖护理服务全过程的护理质量管理与控制工作制度，促进护理质量持续改进。

2. 护理院护理质量管理委员会（小组）根据护理质量管理中的热点问题，对照学科的发展、上级部门及护理院的要求以及患者的需求定期修订质量标准，制订全院护理质量控制计划。

3. 各科室根据质量管理委员会（小组）制订的质量控制计划及科室质量控制结果，及时修订科室护理质量控制计划，并组织落实。

4. 通过各级护理质量检查、满意度调查以及工作中出现的问题、缺陷、投诉，发现护理工作中存在的差距，次月进行复查。实施过程中责任人要负责监控，发现问题及时修改，避免误差。

5. 根据护理风险隐患以及热点问题开展质量改进专项活动，通过品管圈或PDCA等质量改进活动，寻找根本原因，制定解决方案，评价改进效果。

6. 在服务改进过程中，及时进行资料的收集、总结，提交书面报告，将有效措施列入护理制度、常规、流程等。

六、护理不良事件报告制度

1. 建立预防护理差错、事故的防范措施，完善专项护理质量管理制度，如防范各种导管脱落、跌伤等。

2. 各科室建立不良事件登记本，对不良事件发生的原因、经过、后果、当事人及处理均需详细登记。护士长经常检查、定期组织讨论和总结。

3. 严格执行护理不良事件报告制度，事件发生后，责任人应立即报告护士长，发生严重护理差错事故时由护士长立即口头报告科主任、科护士长、护理部及院级，24小时内上报书面材料。将差错事故发生的原因分析、整改措施、处理意见上交护理部，不得延误或隐瞒。

4. 发生差错、事故后要积极采取措施，以减少和消除不良后果，并指定熟悉全面情况的专人负责做好患者及家属的思想工作。

5. 发生差错事故的有关各种记录、检验报告及造成事故的药品、血液、器械等均应妥善保存，不得擅自涂改或销毁，并保留患者的标本，以备鉴定。

6. 差错事故及不良事件发生后，根据性质与情节，分别组织全科、全院有关人员进行讨论，以提高认识，吸取教训，改进工作，并确定事故性质，提出处理意见。

7. 护理部定期组织分析差错事故发生的原因，提出防范措施。

七、健康教育制度

1. 有全年健康教育计划、记录与总结，并建立健康教育档案。

2. 各科及各护理区有健康教育专栏，有相应的健康教育资料，内容与本科（护理区）相关。

3. 做好住院患者的健康教育，健康教育应结合患者的具体情况并贯穿在护理全过程中。

（1）做好入院宣教，如介绍护理院规章制度、住院环境、作息时间、安全注意事项、呼叫器的使用及主管医生、护士等人员介绍。

（2）宣教：禁止吸烟，禁用电器，禁止存放刀具、打火机，患者不能擅自外出等。

（3）住院期间进行相关疾病知识宣教，相关检查、治疗、用药、饮食知识，以及康复指导和心理疏导等。

（4）做好出院患者健康指导，如出院带药的用法、注意事项、有关饮食、康复锻炼的注意事项等。

4. 根据患者的病情、心理、教育的内容来选择教育的时机，护理人员应灵活运用健康教育的技巧，引导患者接受。

5. 健康教育应针对不同教育对象的具体情况，采取集体和个性化相结合的健康教育方式。

6. 定期组织护理人员学习并掌握健康教育的相关知识和技能。

八、护理区管理制度

1. 护理区管理由护士长负责。科主任和各级医护人员应尊重和支持配合护士长履行职责，并共同做好护理区管理。

2. 合理使用护理人力资源，根据实际需要安排护士、护理员工作，实行弹性排班。工作人员按要求着装，仪表规范，挂牌上岗。

3. 保持护理区环境整洁、舒适、安全，避免噪音，室内物品和床位统一陈设，布局有序，摆放整齐，固定位置。注意开窗通风，垃圾及时处理，卫生间保持清洁、干燥。护理区内不准吸烟。

4. 护理区治疗室室内布局合理，标识清楚；各种内服、外用药品分类放置，标签醒目，字迹清楚；严禁闲杂人员入内，以减少污染机会。

5. 妥善保管仪器，指定专人负责，定期检查维护，并保持完好备用状态；需要定期进行计量检测的仪器设备，应贴有合格证并在使用效期内。新购仪器设备使用前，护士长应组织全科护理人员进行仪器设备操作和相关知识的培训与考核。

6. 指定专人负责急救药品和物品的日常管理工作，急救药品每月定期检查、核对并做好记录；急救物品应定点放置，使用后应及时清洁、消毒、清点、补充、检测，放回原处；如有损坏应及时维修，并在维修本上记录，做好交接。

7. 做好探视、陪伴管理。护理院应鼓励患者家属探视，探视患者时间可根据探视人员自我时间安排选择。为保证患者的休息，原则上 19:00 以后停止探视。如因病情需要或临终患者需要陪伴时，须经主管医生及护士长同意发给陪伴证方可陪伴。

8. 护士长全面负责保管护理区财产、设备，并分别指派专人管理，建立账目，定期清点，如有遗失及时查明原因，按规定处理。

9. 定期对患者及家属进行健康教育，组织康娱互动活动，召开患者及其家属座谈会，征求意见，不断改进护理区工作。

九、探视、陪伴管理制度

1. 护理院根据患者情况发放探视证，来院探视须持探视证探视。禁止患有上呼吸道感染、季节性流行病、精神类疾病或醉酒状态的人员探视患者。

2. 探视患者时间可根据探视人员自我时间安排选择，为保证患者的休息，原则上 19:00 以后停止探视。一般每床每次探视人员不超过 3 人，特殊情况经科主任或护士长同意可同时多人探视。

3. 因病情需要或临终患者需要陪伴时，须经主管医生及护士长同意发给陪伴证方可陪伴。陪伴停止，及时将证收回。

4. 探视、陪伴者须遵守下列规定：

（1）严格遵守护理院各项规章制度，言语举止文明，勿高声喧哗，勿谈论有碍患者健康和治疗的事宜。注意卫生，垃圾入篓，保持环境清洁整齐，严禁吸烟。

（2）爱护公物，节约水电，如损坏、丢失护理院物品应照价赔偿。禁止使用自带家电；禁止携带宠物入院；禁止携带刀、剪、玻璃制品、等危险物品入院。

（3）探视、陪伴过程中未经允许不得进入其他患者房间；不得私自将患者带离至院外；不得在患者床上睡觉；不得擅自翻阅医疗文书。未经允许不得请院外医师诊治和自行用药。

（4）携带儿童探视患者的家属，请照看好儿童保证安全，如发生意外自行承担责任。

（5）未经相关主管部门授权，探视人员请勿以任何形式进行老人的采访、录音、摄影等活动，违者交有关部门查办。

（6）探视、陪伴人员如违反院规或影响护理院治安，经说服教育无效者，可停止其探视、陪伴，并与有关部门联系处理。

十、患者饮食管理制度

1. 患者饮食由医生根据病情决定，并开具医嘱，护士根据医嘱通知膳食科，并按有关规定做好饮食标示。

2. 禁食患者，在床头（尾）设有醒目饮食标示，并告知患者禁食的原因和时间。

3. 配餐前做好进餐前环境准备，保持室内整洁，移走便器，空气清新，温湿度适宜，餐具清洁。

4. 协助患者做好进餐前准备，包括清洁双手，摆好餐桌，帮助老弱患者采取合适体位，暂停不必要的治疗和检查，尽量使患者舒适，减轻患者的痛苦。

5. 分发饮食及患者进食前，做好查对工作。

6. 观察患者进食情况，必要时协助患者进食，注意饮食习惯，对食欲不佳的患者适当鼓励进食，必要时增加进食次数，以补充营养。

7. 对特殊病情需要的饮食，如鼻饲流质、无渣饮食及对温度、时间、喂食量有严格要求的饮食，应严格执行医嘱，并评估患者进食的质、量、餐次是否符合需求，发现问题及时处理。

8. 进餐后，根据患者的习惯和护理要求，督促或协助做好口腔护理。

9. 做好患者（家属）的健康宣教工作，指导正确合理进食；对患者家属送来的食物，须经医护人员同意后方可食用。

10. 征求患者对饮食的意见，必要时与膳食科联系。

十一、护理安全管理制度

1. 建立健全各项规章制度、重点环节的应急预案和患者的告知制度，实施监督检查、评价和整改。

2. 严格执行各项规章制度和操作规程，对危重、昏迷、瘫痪、精神异常等特殊患者应加强护理，预防坠床、跌伤、误吸发生。

3. 严格执行药品管理规定，剧毒、麻醉药品加锁专人保管，每班交接，做好登记。

4. 认真落实手卫生及消毒隔离制度，防止和减少医院感染的发生。

5. 制定护理人员职业安全防护措施，完善防护设施设备，督促落实，定期总结。

6. 定期检查非医疗护理的不安全因素，采取防范措施，组织对护理人员进行安全知识和技能的培训。

7. 患者入院时携带火柴、打火机等易燃易爆物品及水果刀等锐器应交由工作人员保管。

8. 采用多种形式对患者和家属进行安全知识宣教，对私藏危险品及化学品造成的严重后果由患者自行承担。

十二、治疗室工作制度

1. 室内布局合理，标志清楚；严禁闲杂人员入内，以减少污染机会。

2. 器械物品放在固定位置，及时请领，上报损耗，严格交接手续。

3. 各种内服、外用药品分类放置，标签醒目，字迹清楚。

4. 毒、麻、限剧及贵重药应加锁保管，严格交接班。

5. 高浓度电解质液、氯化钾、肌松剂等高危性药物单独存放，超正常剂量使用有严格的流程规范管理。

6. 严格执行无菌技术操作，进入治疗室必须穿工作服、戴工作帽及口罩。

7. 已用过的一次性注射器、输液器等，放入黄色医疗废物专用包装袋内，按感染性废物处理，用过的针头放入利器盒。

8. 无菌物品应注明物品名称、打包人、灭菌日期、失效日期、灭菌器编号、灭菌批次、开启的时间，须在有效期内使用。

9. 治疗车上物品应排放有序：上层为清洁区，下层为污染区；进入病室的治疗车、换药车应配备快速手消毒剂。

十三、急救药品、物品管理制度

（一）急救药品管理

1. 各护理区（科室）根据急救需要制定的用于急救的药品品种，放置抢救车（箱）中。急救药品品种和数量的目录由科室主任及护士长签字后，经药剂科、护理部、医务部审核同意后确定。

2. 各护理区（科室）急救药品由中心药房根据相关部门审核同意的药品目录一次性调出给各护理区（科室）负责管理。

3. 各护理区（科室）要指定专人负责急救药品的日常管理工作，每月定期检查、核对药品的品种、数量、批号，并做好记录，相关管理部门定期对各护理区（科室）药品质量、管理情况进行监督检查。

4. 各护理区（科室）已备案的到期药品由中心药房负责调换，药剂科根据需要每季度汇总到期药品的品种、数量，报院领导审核批准后统一集中销毁。

（二）急救物品管理

1. 急救物品应定点放置、专人管理。

2. 使用后应及时清洁、消毒、清点、补充、检测，放回原处。

3. 如有损坏应及时维修，暂不能送修需挂故障标识；维修期间，应有备用急救物品，并在维修本上记录，做好交接。

4. 责任人每天检查急救物品，护士长每周检查一次，保证其功能处于完好备用状态，并做好记录。

5. 每月应总结急救物品完好率，对存在问题有分析、反馈及改进措施。

十四、抢救车管理制度

1. 抢救车设专人管理，并做到定期清洁和检查。

2. 抢救车、抢救物品、仪器规范、整齐、放置于固定位置，不得随意挪动更换位置。各班人员要熟悉抢救车备用的物品、药品、仪器放置位置，能够熟练掌握抢救仪器的性能、使用方法，熟记常用抢救药品的剂量。

3. 抢救车实行全院规范管理，包括：

（1）绘制示意图（表）：护理部根据抢救车结构绘制急救药品、物品示意图（表），统一放置在抢救车内；各科按照护理部统一设计、印制下发的示意图（表）放置药品、物品。

（2）统一放置药品顺序：全院统一要求将每种药品的安瓿按照失效时间的先后从右到左、从上向下排序，以便及早使用近效期药品，同时培养护士的思维定式，以防用药时不熟悉情况而延误抢救时机。

（3）统一设立标识系统：根据科室需要保持一定药品基数，标明药品名称、剂量；存放急救药品的外包装盒标签应完整、清晰；药品的名称、有效期等均应与外包装一致。药名、规格、剂量不一致，不得放置于同一药盒内。

（4）实行药品及物品失效期预警制度：① 设制抢救车药品、必备物品的一览表。表内标明抢救车内所有药品、物品的名称、基数、生产批号、灭菌日期、失效日期。② 护士在检查药品时如发现3个月内过期的药品，即在药品瓶体下方上贴红色标识，并注明失效日期。③ 3个月内失效的药物应在一览表相应位置用红笔标示，以便使用时第一时间提醒护士取用或提早调换；在检查一次性医疗物品时同样用此方法。

4. 急救药品使用时，应记录于抢救药品、物品、器械交接班本，并保留空安瓿以备查对。

5. 使用后及时补充完整并登记。用一次性封条封存，每周清点核查并签名。

6. 交接与药品补充应责任落实到人，落实到交接双方，已用药物由用药护士及时补充，按照失效先后调整安瓿的位置，并及时填写一览表中的内容。

7. 护士长平时定期检查急救车的交接班情况，每周检查1次并及时通报结果。

十五、仪器设备管理制度

1. 新仪器设备到货后，由使用科室护士长、设备管理部门／采购部门、厂商人员共同清点验收。

2. 未经设备管理部门或采购部门检验三证的仪器设备，一律不得使用。

3. 新购仪器设备使用前，护士长应组织全科护理人员进行仪器设备操作和相关知识的培训与考核。

4. 仪器设备需班班交接、记录完整，护士长每月检查并记录1次。

5. 科室使用的所有仪器设备须有操作流程、常见故障及其处理措施、安全使用注意事项及清洁消毒与维护等规范。所有仪器须有简要操作流程，挂在仪器旁。

6. 妥善保管仪器，指定专人负责，定期检查维护；对有功能障碍的仪器设备，做好"送修／故障"标识，与有关管理部门联系，并在护士站白板上标注并纳入交班内容。

7. 定时给仪器设备充电，对长时间不用的仪器设备需定期放电并记录，电池应保持备用状态。

8. 需定期由计量等专业行政管理部门检测的仪器设备，需贴有合格证并在使用效期内。

9. 仪器设备一般不予外借，特殊情况下须经护士长同意并办理借用手续，方可借出。

10. 仪器设备使用中若出现对患者造成意外伤害时，应立即给予对症处理，安抚患者，尽可能将伤害降至最低，并上报。

11. 仪器设备使用完毕应严格遵照消毒管理规范执行，防止医源性交叉感染的发生。

十六、医用冰箱管理制度

1. 医用冰箱主要存放需低温保存的药物、试剂、疫苗、生物制品、贵重药品等，不得存放其他物品。

2. 冰箱内放置温度计或冰箱电子温度计，温度控制在 2~8℃（如有特殊要求，按药品说明书执行），药品避免与冰箱内壁接触。

3. 冰箱内药品放置应根据品种、性质、用途等分类，存放整齐，有醒目标识。

（1）需冷藏保存的普通药品应注明床号、姓名、日期和时间后放入冰箱。

（2）贵重药品需有登记，包括床号、姓名、日期、时间、药物名称、规格、剂量、数量等，以备取用、检查。

（3）开瓶后需冷藏的药物，应注明开瓶日期、时间、用法。

4. 冰箱应指定专人管理、养护，每日清洁冰箱，每周擦拭消毒冰箱，每月除霜并记录（结霜厚度不超过 1 cm）。并做好管理登记，签字确认，确保责任到人。

5. 护士长定期或不定期抽查，以确保冰箱处于良好的工作状态。发现问题及时联系相关部门进行维修。

十七、患者自带药品使用管理制度

1. 患者自带药品是指患者因慢性疾病等原因需要长期使用而从家中或随身带入院的药品。

2. 患者自带的药品必须从正规的医院、药店或医药公司等地方购买，并保持药品包装完好，且在使用有效期内。

3. 药品作为特殊商品，其质量关系到患者的生命安全，对使用自带药品的患者应告知患者及家属可能存在的风险并签署《患者自带药品使用知情同意书》，若因应用患者自带药品出现不良反应，责任由患方承担。

4. 患者自带药品应由医师开具文字处方（医嘱）后方可使用。

5. 医师在开具处方（医嘱）前应仔细阅读药品说明书，了解是否有禁忌、药品相互作用、疗效等相关内容。

6. 无药品说明书者，所带药品标签不清、过期药品、国产药品非国药准字号、进口药品未标明进口药品注册证号以及可疑、来路不明的药品等一律不得使用。

7. 对使用自带药品的患者，医护人员应做好教育指导工作，严密观察病情，发现异常情况应及时处理。

8. 对交由护士站保管的患者自带药品，应单独存放保管，做好"自备药"标识，并定期检查自带药的有效期。

附件：患者自带药品使用知情同意书

患者自带药品使用知情同意书

患者于 _____ 年 _____ 月 _____ 日入住我院。患方主动要求使用患者自带的药品，生产批号 _____。使用自带药品可能出现的风险、意外等情况已向患者或被授权人进行了详细地告知和解释，患者或被授权人表示理解并接受以下内容：

1. 自带药品应在医师开具医嘱后并在医护人员指导下方可使用，我院医师有权依据病情调整药物剂量和配伍。

2. 自带药品必须从正规医院、药店或医药公司等地购买。

3. 药品包装完好，且在使用有效期内。

4. 自带药品可能存在一定的药品质量风险和治疗效果的差异。

5. 不违反国家法律法规规定的其他情形。

6. 如果自备药品质量存在问题，则有可能导致患者不同程度的不良后果甚至危及生命，对此责任由患方承担。

本知情同意书经医患双方慎重考虑并签字后生效。其内容为双方真实意思的表示，并确认医方已履行了告知义务。患方已享有知情同意的权利。本知情同意书一式两份，医患双方各执一份。

患者（或其代理人）签名： 　　医师签名：

日期： 年 月 日 　　　　　日期： 年 月 日

十八、患者转运（轮椅、平车使用）管理制度

1. 所有患者转运均由责任医师或责任护士评估后决定合适的转运方式，并

根据患者情况安排专人护送。

2. 轮椅或平车为患者转运最主要方式，用轮椅进行转运，由 1 名工作人员护送，如使用平车运送，必须由 2 名工作人员一起护送。危重症患者转运按照相关规定执行。

3. 使用轮椅、平车转运注意事项

（1）使用轮椅、平车前全面检查各部件性能，以保证安全及使用顺利。

（2）轮椅、平车使用中，患者从轮椅站立或移动时，必须先将闸制动，防止滑脱跌伤，平车要拉起两侧护栏。乘坐轮椅身体不能保持平衡者，应系安全带。

（3）转运过程中，注意安全、舒适，陪送人员不离开轮椅和平车，随时注意观察病情变化，天气寒冷时注意保暖。

（4）搬运骨折患者时应做好骨折部位的固定。颈椎损伤有专人托扶头部，注意观察患者面色及脉搏。

（5）带引流管者，转运前根据情况清空引流袋或夹闭引流管，以防逆行感染，注意固定好各种引流管，防止脱落。

（6）带气管套管、鼻饲管等带管道的患者，注意是否固定牢固，防止途中不慎使导管滑落，防止导管堵塞和打折。输液的患者，注意保持液体高度，观察液体滴速。

（7）推平车时，护士应站在患者头侧，上下坡时应使患者头部在高处一端；推轮椅下坡时，倒转轮椅，使轮椅缓慢下行，患者头及背部应向后靠。

（8）推车前行时，不可碰撞墙及门框，避免震动患者，损坏建筑物。

（9）在患者转运过程中应严密观察患者有无不适，如发现病情变化时应暂停转运并妥善处置，确保患者安全。

4. 轮椅、平车每次使用后擦拭消毒，放置指定地点。

十九、患者皮肤压力性损伤风险评估与报告制度

（一）患者皮肤压力性损伤风险评估制度

1. 对新入院患者、转入后患者均应进行压力性损伤危险因素评估，对容易发生压力性损伤的部位尤其是骨骼突起部位进行重点评估。属高危患者应进行预报，并采取干预措施。

2. 对患者带入的压力性损伤，应准确评估其程度和面积、深度，同时填写上报表。

3. 在每天的护理过程中应密切观察自理患者的皮肤情况并记录。

4. 对高危患者应采取有效的预防措施，并做好交接班。如因交接不清出现皮肤情况由接班者负责。

5. 出现疑难压力性损伤病例时，可申请护理会诊，专科护理小组根据观察评估情况给予护理建议和指导。

（二）患者皮肤压力性损伤登记报告制度

1. 发生患者皮肤压力性损伤（包括院内不可避免压力性损伤），以及院外带入压力性损伤均应填写上报表，并在48小时内报告护理部。

2. 对高危压力性损伤患者应填写压力性损伤评估表，同时采取有效预防措施，密切观察皮肤变化，并及时准确记录。如患者转科时，将评估表交由所转科室继续填写。

3. 护理部、科室定期进行压力性损伤发生原因分析，制订防范改进措施。

二十、患者坠床、跌倒的预防管理制度

1. 坠床、跌倒是护理院常见风险，对各级人员进行相关知识培训，强化安全意识，认真贯彻落实预防为主的管理原则。

2. 制定预防跌倒/坠床的防范措施及发生跌倒/坠床后的处置与报告程序，且人人知晓。

3. 患者入院时，护士应及时对患者进行评估，对存在高风险患者采取相应的措施并做好记录。

4. 对患者及家属进行预防跌倒/坠床的安全教育并采取安全防范措施。

5. 对高风险患者重点巡视，患者床头挂"防跌倒"提示牌，做好交接班。

6. 对高风险患者，主动与其或家属沟通，告知跌倒/坠床的风险及防范措施，做好记录。

7. 全院各部门共同协作，为患者提供安全的就医环境，包括安置走廊扶手、卫生间及地面防滑、使用统一的警示标识等。

8. 一旦患者发生跌倒/坠床，立即按相关程序进行处置。程序如下：

（1）发现患者跌倒/坠床时勿移动/搬运患者，评估损伤情况。

（2）根据损伤情况采取合适的搬运方法。

（3）评估生命体征，根据需要采取治疗和护理。

（4）报告医生和护士长。

（5）填写意外事件报告单。

9. 对患者跌倒／坠床的事件进行总结分析，吸取教训，完善各项防范措施，保障患者安全。

二十一、患者使用约束具管理制度

1. 为预防患者因身体自由活动导致对自己或他人的伤害，对患者使用的约束具主要指约束患者身体和四肢的约束带。

2. 护理院尊重每个患者自主选择治疗方案的权利，其中包括不受约束的自由，除非有明确的指征。当患者自主选择的自由和医疗护理安全的需要发生冲突时，应充分考虑两者之间的平衡以选择最佳解决方案，维护患者的权利和安全。

3. 对患者实施约束必须严格掌握指征，并在其他帮助性措施无效的情况下方可使用。帮助性措施包括：

（1）止痛和安慰。

（2）改变环境布置，减少噪音，减少环境刺激。

（3）加强语言交流，分散患者注意力，减少负面情绪。

（4）加强各类导管／引流管固定。

（5）帮助患者经常变换体位。

（6）拉起床档防止患者坠床。

（7）安排人员陪伴。

（8）为患者提供教育等。

4. 使用约束的指征

（1）保证必要的治疗通路的通畅。

（2）减少因意识改变造成的自我伤害，如坠床。

（3）在特殊操作期间的临时制动。

5. 约束具的使用由责任医师、护士长或责任护士评估并确定患者使用约束具指征后，才能对患者使用约束具，并做好记录。

（1）在护理记录单上记录约束具使用情况：类型、部位、开始时间。

（2）约束期间定期评估老人身体约束处循环情况和皮肤颜色、完整性，并记录。

（3）当需要约束的指征消失后，及时取下患者身上的约束，记录终止约束的原因、时间。

6. 使用约束具必须严格执行知情同意制度，签署知情同意书。如果患者/家属拒绝使用约束具，须在住院记录中注明将会产生的后果，并由患者/家属签字。

7. 给患者使用约束具时，必须注意保护患者隐私，为患者提供安全、舒适的环境，以利于患者得到更有效的治疗。

8. 对使用约束具的患者要严格执行交接班制度，将使用约束具的患者作为重点交接对象。

二十二、患者走失的预防管理制度

1. 对入住护理院患者均应进行认知状况评估，失智患者（包括认知障碍）收住专门区域，实行门禁管理，非本科室工作人员无特殊事项不得私自进入。患者外出需要有工作人员或家属陪同。

2. 患者入院时，责任护士须对患者及其家属进行预防走失的健康教育，告知患者及家属住院期间不得擅自离院，并签署知情同意书。详细登记患者家庭住址及至少2个联系电话，并要求24小时开通。

3. 预防措施包括：

（1）佩戴标识，患者随身携带记有姓名、地址、电话的卡片或手环等。

（2）患者外出检查或户外活动时，有专人陪护。

（3）多与患者进行语言交流，及时发现患者情绪变化，及时处理。

（4）定时巡视，严格交接班。

4. 发现患者无故不在房间（封闭区域内）时应立即开始寻找并告之护士长、医生，通知联系人，记录。

5. 持续寻找患者2小时无结果，应报告护理部及相关管理部门，如晚夜间或非工作日发现患者走失立即报告总值班和安保部门：

（1）患者床号、姓名、诊断及特殊关注点。

（2）最后发现患者的地方及时间。

（3）患者的家庭住址。

（4）任何有关患者去向的线索。

（5）患者的身体状况及衣着情况等。

（6）填写'"意外事件报告单"。

6. 经过寻找仍未发现患者去向，报告院领导，并根据具体情况报当地公安派出所请求警方协助寻找。

7. 经寻找联系到患者 / 家属，属离院外出，患者回病房后予以评估并记录。如经过使用任何可能的方法找遍任何可能的区域均未发现患者行踪时为患者失踪，按有关规定处理。

二十三、患者误吸或窒息的预防管理制度

1. 评估患者的进食进饮功能，确认误吸的高危人群，若患者存在明显饮水呛咳，或进食普通食物困难，应根据患者情况给予合适的饮食类型。

2. 进食进饮前，确定患者处于清醒状态；若患者昏睡，呼之不醒，则要暂停进食进饮。

3. 进食进饮最佳体位为坐位，若患者坐位功能缺失，可摇高床头，撑好肢体，尽量使患者上半身直立。进食时，尽量保持环境安静，避免分散注意力。

4. 协助患者进食时，一口不可过量，一般不要超过 20 ml，最好选择浅口调羹；喂食速度不可过快，一定要确定患者口中无食物后，方可喂食下一口，食物形状的选择需结合患者的吞咽功能、饮食习惯、牙齿功能等。

5. 进食进饮结束后，应确认患者口腔中无食物保留，必要时进行口腔护理，避免保留食物引起误吸。

6. 对于高龄、脑卒中、鼻肠管鼻饲法、肠内营养、气管切开等误吸高危患者应实施误吸专项护理干预。

7. 使用肠内营养的患者预防误吸或窒息措施包括：

（1）评估患者胃肠道功能，有无肠内营养禁忌证。

（2）每次喂养开始前，必须先确定鼻饲管位置和深度，确认喂养管在位通畅。

（3）无禁忌下，在实施肠内营养期间抬高床头 30° ~ 45°。

（4）营养液的输注应遵循循序渐进的原则，浓度由低到高，速度由慢到

快，输注量由少到多。用输液泵控制输注速度。

（5）滴注过程中，应妥善固定喂养管，保持通畅。连续管饲过程中，至少每隔 4 小时用 30 ml 温水脉冲式冲管一次。药物及管饲前后以 10 ~ 30 ml 温水冲洗鼻饲管。药物须经研碎、溶解后注入。

（6）输注前或连续管饲的过程中，每间隔 4 小时抽吸胃液评估胃内残留量。如超过 150 ml 应延缓输注。

（7）肠内营养输注瓶和输注皮条上必须有明显的标识。

（8）输注过程中注意肠内营养并发症的观察。

8. 一旦患者发生误吸后，应视病情不同而采取不同的急救措施：

（1）神志清醒者：取站立身体前倾位，医护人员一手抱住患者上腹部，另一手拍背，使病人咳出误吸物。

（2）神志不清者：取仰卧位，头偏向一侧，立即采取负压吸引快速吸出口鼻及呼吸道内吸入的异物。

（3）患者出现神志不清、呼吸心跳停止：立即心肺复苏，遵医嘱给予抢救用药等。

（4）严密观察患者生命体征、神志、瞳孔等病情变化，常规做好各项治疗、护理，并告知家属。

（5）据实记录抢救过程。

二十四、患者导管意外滑脱的预防管理制度

1. 认真做好宣教，告知留置导管的目的、重要性及如何保护导管防止意外脱落，取得患者配合。

2. 置管后，妥善固定管道，导管接口处衔接牢固，保证管道有足够的长度，以防患者活动时牵拉、脱出。

3. 严格交接班制度，加强巡视和观察，保持导管通畅，翻身活动时避免管道被牵拉、受压，发现问题及时妥善处理。

4. 评估导管滑脱的危险因素，确认高危患者，包括神志不清者、老年痴呆症患者、曾有腔梗病史者、抑郁症患者、使用镇痛泵者、不合作者等。必要时，使用双上肢约束带、双手带拳击手套或使用镇静剂。

5. 如发生导管接口处脱落，应立即将导管反折，对导管接口处导管两端彻

底消毒后，再进行连接，并做妥善固定。

6. 护理人员要熟练掌握导管滑脱的紧急处理预案，一旦发生导管意外脱落，立即报告医生，评估导管滑脱的后果并妥善处理。如胃管不慎脱出，应及时检查患者有无因胃管内容物流出造成呛咳或窒息。

7. 如发生导管意外滑脱事件，当事人要立即向护士长汇报，并将发生经过、患者状况及后果填写"不良事件报告表"，48小时内报备至护理部，有意隐瞒不报，一经发现要严肃处理。

8. 护士长要组织科室工作人员认真讨论，提高认识，不断改进工作。

9. 护理部定期组织有关人员进行分析，制定防范措施，不断完善护理管理制度。

二十五、患者烫伤的预防管理制度

1. 对入住护理院的患者应进行烫伤危险因素评估，识别高危人群，如高龄、肢体功能障碍、手术后、危重、虚弱、使用影响意识或活动的药物的患者、糖尿病患者等。

2. 认真做好入院宣教，确定潜在烫伤危险场所和用具，如热水袋、沐浴间、医用加热装置、热水瓶，以及配餐室的热水炉、微波炉等。

3. 对开水炉、洗澡间等张贴"小心烫伤"标识；热水瓶固定放置，并定期检查水瓶装置的完整性。

4. 沐浴时，先开冷水再开热水；为患者洗浴时，先调节水温，操作者手试水温合适再操作。

5. 加强巡视，对高危人群定时协助饮水，以免患者打翻热水瓶致烫伤。

6. 进行红外线照射、湿热敷、坐浴、蓝光照射等治疗时应严格遵守热疗、热敷操作规程，控制好温度、时间、距离，避免患者在治疗过程中意外烫伤。

7. 患者及家属不能擅自使用热水袋及电热宝等取暖设备，必要时须在工作人员指导下使用。

8. 发生患者意外烫伤事件应立即采取应急处理措施并报告医师及护士长。

9 患者烫伤后应急处理

（1）评估烫伤后果，如烫伤处皮肤未破应立即将烫伤部位浸入冷水中或进行冷水（冰水）冲洗，冲洗至患者不感到疼痛为止。如烫伤处皮肤已破，则禁止用冷水冲洗，以防感染。

（2）将烫伤处的皮肤拭干，遵医嘱在创面涂烫伤药，烫伤处皮肤应保持清洁和干燥。

（3）有小水泡形成注意不要弄破，应让其自行吸收；如果水泡较大遵医嘱处理，必要时请相关科室会诊。

（4）做好患者及家属的解释安抚工作。

（5）组织分析讨论患者发生烫伤的原因，制定相应改进措施，防止再次发生。

（6）填写护理不良事件报告单，上报护理部。

第四章 档案书写与管理制度

一、档案书写的一般要求

1. 护理院的患者档案书写应按照卫生主管部门制定的《病历书写基本规范》，必须客观、真实、准确、及时、完整。

2. 应当使用蓝黑墨水、碳素墨水书写，需复写的档案资料可以使用蓝或黑色油水的圆珠笔。力求文字工整，字迹清晰，表述准确，语句通顺，标点正确。

3. 各种症状、体征均须应用医学术语，不得使用俗语。

4. 书写应当使用中文，通用的外文缩写和无正式中文译名的症状、体征、疾病名称等可以使用外文。中医术语的使用依照有关标准、规范执行。诊断应按照疾病分类等名称填写。

5. 度量衡均用法定计量单位，书写时一律采用国际符号，一律采用中华人民共和国法定计量单位，如米（m）、厘米（cm）、升（L）、毫升（ml）、千克（kg）、克（g）、毫克（mg）等书写。

6. 日期和时间书写一律使用阿拉伯数字，采用 24 小时制记录。

7. 档案的每页均应填写患者姓名、住院号和页码。各种检查单、记录单均应清楚填写姓名、性别、住院号及日期。

8. 因抢救危重患者，未能及时书写记录的，有关医务人员应当在抢救结束后 6 小时内据实补记，并加以注明。

9. 对按照有关规定需取得患者书面同意方可进行的医疗活动，应当由患者本人签署同意书。患者不具备完全民事行为能力时，应当由其法定代理人签字。

因实施保护性医疗措施不宜向患者说明情况的，应当将有关情况通知患者近亲属，由患者近亲属签署同意书，并及时记录。患者无近亲属的或者患者近亲属无法签署同意书的，由患者的法定代理人或者关系人签署同意书。

10. 按规定真实、客观地完成患者评估制度相关内容。

二、门诊病历书写要求

1. 门诊病人一律建立门诊病历，患者保管。

2. 病历应使用蓝色（黑色）钢笔、圆珠笔书写。

3. 病历一律用中文填写，力求通顺、准确、简练、完整，字迹清晰工整、不潦草，重要字段不得有涂改。

4. 医师签字要签全名。

5. 初诊病历书写要求：

（1）认真逐项书写首次病历，不可漏项。

（2）有就诊日期。

（3）有患者主诉、病史、查体。

（4）有检查、初步诊断、处置。

（5）有医师签名。

6. 复诊病历书写要求：

（1）有就诊日期。

（2）有患者治疗后自觉症状的主诉（简明扼要、重点突出）、治疗效果、重要检查结果。

（3）有病情变化后的查体；有初诊阳性体征的复查。

（4）有处置、复诊时间。

（5）有医师签名。

7. 有药物过敏史者，应在门诊病历首页注明过敏药物名称。

8. 病历中详细记录治疗方案，应有药名、剂量、用法、数量。

9. 开具诊断证明、休假证明和重要病情交待，病历中要有记录。

10. 诊断书写要规范，待查病例要有印象诊断，不能确诊的病例要有鉴别诊断，跨科开药要有相应的疾病诊断。

三、住院记录书写要求

（一）书写时间和审阅要求

1. 新入院患者由值班医师在 24 小时内完成住院记录。患者因各种原因再次或多次入住本院，应按规定书写入院记录，要求及特点按《病历书写基本规范》的规定。

2. 对入院不足 24 小时即出院的患者，可只书写 24 小时入出院记录。记录应详细记录主诉、入院时情况、查体、入院诊断、诊治经过、出院的理由以及患者或家属的签字；入院时间超过 8 小时的应书写首次记录；24 小时入出院记录应于患者出院后 24 小时内完成。

3. 入院不足 24 小时死亡的患者，可只书写 24 小时入院死亡记录，必须详细记录主诉、入院时情况、查体、入院诊断、抢救经过、死亡时间、死亡原因、死亡诊断，24 小时入院死亡记录应于患者死亡后 24 小时内完成。

4. 对危重临终患者入院后，值班医师要即时书写首次记录及相应治疗记录。

5. 实习医师或进修医师等（未取得本院注册执业资格的医师）书写的病历，必须由本院取得注册执业资格的医师修改、补充以及审阅签字。上级医师修改过多或书写不合格者应重写。

6. 住院时间过长的患者，至少每季度应写一次阶段小结。阶段小结原则上由管床医师按有关格式书写，科主任负责审阅签字。交（接）班记录、转科记录可代替阶段小结。对病情稳定的患者可用规范的主任（副主任）医师查房记录代替。

7. 医师变更时，交接班记录可在病程记录中体现。

8. 患者转科时，由转出科室医师及时书写转科记录，接收科室医师于患者转入后 24 小时内完成接收记录。

（二）住院记录书写要求

1. 首次记录由本院注册执业医师书写，在患者入院 8 小时内完成。书写内容包括病例特点、诊断依据及诊疗意见等。

2. 日常住院记录可由实习医师、进修医师或责任医师书写；书写时首先书写"住院记录"为标题，另起一行标明记录日期，再另起一行记录具体内容。对病危、病重患者应根据病情变化随时记录，每天至少 1 次。一般患者每 10 天至少记录一次。

3. 日常住院记录内容包括：

（1）上级医师对诊疗及康复护理情况分析，当前诊治措施、疗效的分析以及下一步诊疗意见。

（2）患者病情发展或变化（主要症状和体征的判定，处理情况及治疗效果）。

（3）与治疗和预后有关的重要化验结果和特检报告，应有确切的记录。

（4）重要治疗的名称、方法、疗效及反应和重要医嘱的修改及理由。

（5）患者以及其委托人（代理人）拒绝治疗或检查，应有相关的记录，并说明拒绝的理由以及患者或其委托人（代理人）签字。

（6）与患者委托人（代理人）沟通的主要内容以及对其交待的特殊事项应有记录。

（7）患者出院当日应有记录，重点记录患者出院时的情况。自动出院者，应记录注明，并有患者或其代理人（委托人）的签名。

4. 新入院患者 72 小时内，上级医师应进行首次查房。危重临终入院患者，48 小时内应有副主任医师以上人员或科主任的查房记录。首次查房记录重点记录对病史、查体的补充、治疗用药的依据，以及重要康复护理措施等，凡记录上级医师查房内容时，均应注明查房医师的全名及职称。

5. 上级医师查房后 1～2 天内，应检查审阅查房记录是否完整、准确并签字。

6. 住院期间需他科医师协助诊治时，按《会诊制度》规定进行会诊，同时，分别由申请医师和会诊医师书写申请会诊记录和会诊记录。

7. 住院记录中，一律不记录每个发言医师的分析，而只记录较统一的总结性诊断和诊疗措施意见。主任（副主任）医师查房记录每 2 周至少 1 次。

8. 在实施保护性医疗措施时，经治医师按有关法律法规征询患者委托代理人意见后，决定是否告之患者本人。其决定意见应当及时记录，并有患方委托代理人签名认可。

四、护理记录书写要求

1. 护理记录书写的基本要求符合国家和省卫生行政主管部门制定的《病历书写规范》要求。护理记录根据护理院实际设计，可采用表格式或并入住院记录中。

2. 护理记录主要内容包括患者病情变化、护理措施及效果、健康教育以及特殊诊疗、医嘱需要监护等需要记录的客观内容。

3. 根据实际需要设计表格式护理记录单及单项检测单等，并力求客观、实用、简化。

4. 病情观察和护理措施及效果记录要求按日期、时间、顺序及时准确，简明扼要，重点突出，护理措施要体现时效性，做什么记什么。内容必须客观、真实、准确并与其他记录资料相一致，避免矛盾。

5. 护理记录频次要求：患者病情变化随时记录，危重症患者每天至少记录一次，一般患者入、出院均要有记录。

6. 各护理记录单书写要求：

（1）体温单：主要用于记录患者的生命体征及有关情况，包括体温、脉搏、呼吸、血压、出入量、大便次数、体重、身高等。

① 日期填写格式：入住日期首页第 1 日及跨年度第 1 日需填写"年 – 月 – 日"（如 2017–08–30），每页的第 1 日及跨月的第 1 日需填写"月 – 日"（如 09-01），其余只需填写日期。

② 体温格：横向小格表示时间，每小格 4 小时，空格时间为 2-6-10-14-18-22；纵向小格表示温度，每小格 0.2 ℃。

③ 在 40～42 ℃之间的相应时间里可填写：入院时间、出院、转科、转院、外出、死亡等。入院、出院、死亡时间需要精确到分钟。

④ 体温表示：降温后的体温，画在降温前体温的同一纵格内，以红圈表示，并用红虚线与降温前体温相连；下一次测得的体温与降温前体温相连；如患者体温低于 35 ℃，将"不升"写在 35 ℃线以下；如患者拒测、外出等原因未能测得体温，在 34～35 ℃之间用蓝笔纵写"拒测""外出"等，前后两次体温连线断开不相连。

⑤ 测量频次：一般患者每天测体温、脉搏 1 次，新入院患者每天 2 次，连续 3 天；体温在 37.5～37.9 ℃，每日测量 3 次；体温在 38～38.9 ℃，每日测量 4 次；体温在 39 ℃以上，每 4 小时测量 1 次。降温后半小时需要测量体温。

⑥ 体温单下部特殊栏主要记录体重、血压、大便次数、入量、出量、尿量等。入院应有血压、体重测量并记录，对卧床不能测量者在体重栏内注明"卧床"；大便次数 24 小时填写一次，记录前一天 14:00 至当天 14:00 的大便次数，大便失禁、灌肠、人工肛门按规范符合填写；出入量等按医嘱要求执行。

（2）医嘱单：医嘱下达后，护士按医嘱种类分别执行并记录。医嘱单分长期医嘱单和临时医嘱单。

① 医嘱内容、起始及停止时间由医师填写，每项医嘱只包含一个内容，并注明下达的时间，具体到分钟。

② 医嘱不得涂改。写错或因故取消该医嘱时，应当使用红笔在医嘱第二字上重叠书写"取消"字样并签名。如取消一组输液的医嘱，医师应在第一行写"取消"，最后一行签名。

③ 医嘱内容及顺序为：护理常规、护理级别、病重或病危、饮食、体位、各种检查和治疗、药物名称、计量和用法。

④ 长期医嘱有效时间在 24 小时以上，医师注明停止时间后医嘱即停止。长期备用医嘱（prn 医嘱）有效时间在 24 小时以上，经治医师注明停止时间后方失效，每次执行后在临时医嘱内作记录。

⑤ 临时医嘱有效时间在 24 小时以内。指定执行时间的临时医嘱，应严格在指定时间内执行。临时备用的医嘱（SOS 医嘱），仅在 12 小时内有效，过期尚未执行则失效。

⑥ 护士对所有医嘱进行核对、执行及签名，对其他部门执行的医嘱进行执行签名是表示已对该医嘱进行核对。

⑦ 因故（如缺药、拒绝执行等）未执行的医嘱，每班交接，当班护士在执行单的时间栏内用红墨水笔标明"未执行"，并在签名栏内签全名，其原因应在护理记录单中注明。

（3）护理记录单：主要记录患者病情变化、护理措施及效果，以及特殊诊疗、医嘱需要监护等需要记录的客观内容。

① 根据实际需要设计表格式护理记录单及单项检测单等，并力求客观、实用、简化。

② 病情观察和护理措施及效果记录要求按日期、时间、顺序及时准确，简明扼要，重点突出，护理措施要体现时效性，做什么记什么。

③ 护理记录频次：患者病情变化随时记录，危重症患者每天至少记录一次，一般患者入、出院均要有记录。

④ 患者健康教育实施记录：包括入院教育、疾病知识、药物知识、饮食、康复指导，以及安全告知、与家属沟通等。

⑤ 出入量记录：入量项目包括使用静脉输注的各种药物、口服的各种食物和饮料，以及经鼻胃管、肠管输注的营养液等。出量包括尿、便、汗、呕吐物、引流物等。

五、医患沟通记录书写要求

1. 特殊检查、特殊治疗、实验性临床医疗等，应由患者本人签署同意书，患者不具备完全民事能力行为时，应当由其法定代理人签字。

2. 在签署各种知情同意书时，经治医师应向患者、患者法定代理人或委托人告之其目的、内容以及可能出现的风险，并就这些问题与患方进行沟通。

3. 各种医患沟通记录中，凡需患者填写的内容必须由患者签署；需其法定代理人或委托人填写的，则由其法定代理人或委托人签署。

4. 具备完全民事行为能力的患者，因文化水平低不能完成签署者，可由他人代写，但患者必须用右手食指在其名字处按红色印记。

5. 不具备完全民事行为能力的患者，则由其法定代理人或近亲属签署有关医患沟通记录。

6. 患方拒绝在医患沟通记录上签字时，医务人员应在当天病程记录中，如实记录拒签时间及其理由。

7. 医患沟通记录中各项内容，必须填写完整、准确。

六、检验和检查报告单书写要求

1. 各种检验和检查报告单的内容包括受检人的姓名、性别、年龄、病室、床号、住院号、检查项目名称、检验结果、报告日期以及报告单编号。

2. 报告项目应与送检或申请检查项目一致。

3. 检验报告单要填写具体的量化或定性数据或数值，同时应有正常范围参考值。

4. 检验报告单除有报告人签名外，应有审核人签名或印章。

5. 各种报告单字迹要清楚，字句通顺，书写无涂改。

6. 影像学报告结果如证据不足，原则上不报告疾病诊断，但影像学具有特异性者除外。

7. 所有检查资料和报告结果应有存档，并妥善保存。

8. 进修医师、见习医师不能单独出报告，其签署报告结果必须有本院执业医师的复核签字。

9. 凡计算机打印的各种报告单，必须有报告人亲笔签名。

七、住院档案管理制度

1. 住院档案是医疗护理过程中最原始的客观真实资料，在医疗纠纷和医疗事故的鉴定中，住院档案也是法律文书，应保证资料客观、真实、完整，严禁任何人涂改、伪造、隐匿、销毁、窃取。

2. 护理院须设置专门部门或配备专（兼）职人员负责住院档案的收集、整理和保管工作，患者出院后纸质住院档案病历应及时归档并妥善保管。

3. 出院的住院档案一般应在一周内归档，特殊住院档案（如死亡、典型教学档案）归档时间不超过 2 周，并及时登记备案。

4. 住院档案在科室、住院处和医保办等流通过程中，应严格签收制度。因医疗活动或复印、复制、查阅、借阅及封存等均按照相关规定执行。

5. 患者住院档案的复印或复制按照要求应提供有关证明材料，经主管部门审核同意，在医务人员按规定时限完成病历后予以提供。下列人员和机构如有需要可申请复印病历资料：

（1）患者本人：需持本人有效身份证明文件（身份证、医保卡、军官证、护照、驾照等）。

（2）患者（死亡患者）直系亲属或委托代理人：需持患者有效身份证明、代理人身份证明、授权委托书。

（3）保险机构：需持介绍信、保险合同复印件、承办人的有效身份证明。

（4）公安机关、司法机关：需持采集证据的证明及公务人员的身份证明，并由医务主管部门备案。

6. 可以为申请人复印或者复制的档案资料包括：住院记录的入院记录、体温单、医嘱单、化验单（检验报告）、医学影像检查资料、特殊检查（治疗）同意书、护理记录、出院记录。

7. 主观记录不得复印。内容包括：住院过程记录、死亡病例讨论记录、上级医师查房记录、会诊记录。

8. 发生医疗问题争议时，护理院负责医疗服务质量监控的部门或者专（兼）职人员应当在患者或者其代理人在场的情况下封存住院档案，并指定专人负责保管。封存的档案可以是复印件。

第五章 院内感染管理工作制度

一、院内感染控制制度

1. 认真贯彻执行《医院感染管理办法》《医疗机构消毒技术规范》《医务人员手卫生规范》及《中华人民共和国传染病防治法》等有关法律、法规，保证护理院的医疗护理质量与安全。

2. 护理院应设立院内感染管理部门或指定专人负责全院院内感染管理工作，各科室成立由科主任或护士长担任组长的科室院内感染管理小组，负责本科室的院感控制工作。

3. 建立健全院感管理各项规章制度，以及制定和实施院感管理与监控方案、对策、措施、效果评价和登记报告制度，确定临床预防和降低院感的重点管理项目，并作为护理院质量管理的重要内容，定期或不定期进行核查。

4. 制定护理院各类人员预防、控制院感知识与技能的培训计划，组织实施，并对培训效果进行考核。

5. 加强对全院各科室清洁、消毒、灭菌及无菌技术操作等各项院感控制措施落实情况的督促检查，发现问题及时反馈，达到持续改进。

6. 规范消毒、灭菌、隔离与医疗废物管理工作，严格执行手卫生规范，加强对消毒供应室等重点部门的院感管理与监测工作。

7. 执行《抗菌药物临床应用指导原则》，提高抗菌药物临床合理应用水平。制定和完善抗菌药物临床应用管理规范，坚持抗菌药物分级使用。

8. 按照卫生部《医疗废物管理条例》《医疗卫生机构医疗废物管理办法》等有关法律、法规要求，对医疗废物进行严格管理。

二、一次性无菌医疗用品使用与管理制度

1. 护理院所用一次性使用无菌医疗用品必须统一采购，任何科室和个人不得自行购入和试用。一次性使用无菌医疗用品只能一次性使用。

2. 采购部门负责一次性无菌医疗用品的采购及证件审核。购入时索要"医疗器械生产许可证""医疗器械产品注册证""医疗器械经营企业许可证"等证明文件，并进行质量验收。

3. 院感管理部门负有对一次性使用无菌医疗用品的采购管理、临床应用和回收处理的监督检查职责。

4. 在采购一次性使用无菌医疗用品时，必须进行验收。订货合同、发货地点及货款汇寄账号应与生产企业和经营企业相一致。要查验每箱（包）产品的检验合格证，内外包装应完好无损，包装标识应符合国家标准，进口产品应有中文标识。

5. 护理院设置一次性使用无菌医疗用品库房的，应建立出入库登记制度。按失效期的先后存放于阴凉干燥、通风良好的物架上，距地面≥20 cm，距墙壁≥5 cm，距天花板≥50 cm，禁止与其他物品混放，不得将标识不清、包装破损、失效、霉变的产品发放到临床使用。

6. 临床科室领取的一次性无菌医疗用品应存放在治疗室的无菌物品存放柜内，无菌物品存放柜应保持清洁。

7. 使用一次性无菌医疗用品前应认真检查消毒灭菌日期及包装完好情况，若发现包装标识不符合标准，包装有破损或漏气、过效期和产品不洁等不得使用；若使用中发生热原反应、感染或其他异常情况时，应立即停止使用，同时按规定详细记录现场情况，留取样本送检，并及时报告院感管理部门。

8. 发现不合格产品或质量可疑产品时，应立即停止使用，并及时报告药品监督管理部门，不得自行作退、换货处理。

9. 一次性使用无菌医疗用品使用后，按国务院《医疗废物管理条例》规定处置。

三、无菌操作制度

1. 无菌技术操作环境应清洁、宽敞。操作前半小时，应停止清扫地面、更换床单等工作，避免不必要的人群流动，防止尘埃飞扬。

2. 进行无菌操作前应洗手，必要时修剪指甲，衣帽穿戴整洁，口罩遮住口、鼻。

3. 无菌物品与非无菌物品应分别放置，无菌物品必须存放在无菌包或无菌容器内，不可暴露在空气中；夹取无菌物品，必须使用无菌持物钳；无菌容器（包）一经打开，存放时间不得超过24小时；凡已取出的无菌物品，虽未使用，也不可再放回无菌容器内。

4. 无菌包外应注明无菌包名称、包内容物名称及数量、打包人、灭菌日期。无菌包应分类、按消毒日期、顺序放置在固定柜橱内、并保持清洁干燥；经常检查无菌包或容器是否过期，无菌包在未被污染的情况下，可保存7~14天，过期应重新灭菌。

5. 无菌持物钳干罐保存4小时，取无菌物品时，不可跨越无菌区，不可夹取浸泡或消毒物品。无菌盐水及酒精棉球罐每日更换；容器内敷料，如干棉球、纱布块等，不可装得过满，以免在取用时接触容器外部而污染。疑有或已被污染应予更换并重新灭菌。

6. 进行无菌操作时，操作者身体应与无菌区保持一定距离；取放无菌物品时，应面向无菌区；手臂应保持在腰部或治疗台面以上，不可跨越无菌区，手不可触及无菌物品。

7. 无菌物品，一人一用一灭菌。

四、医务人员手卫生制度

1. 全院医务人员应认真学习并遵循《医务人员手卫生规范》要求，严格执行手卫生。医务人员禁留长指甲，上班时禁止佩戴假指甲、戒指。

2. 院感管理部门定期对全院职工开展全员性培训，使所有医务人员掌握正确的手卫生知识及方法，保证洗手与手消毒效果。

3. 洗手与卫生手消毒应遵循以下原则：

（1）当手部有血液或其他体液等肉眼可见的污染时，应用肥皂（皂液）和流动水洗手。

（2）手部没有肉眼可见污染时，宜使用速干手消毒剂消毒双手代替洗手。

4. 医务人员应根据原则选择洗手或使用速干手消毒剂：

（1）直接接触每个患者前后、从同一患者身体的污染部位移动到清洁部位时。

（2）接触患者黏膜、破损皮肤或伤口前后；接触患者的血液、体液、分泌物、排泄物、伤口敷料等之后。

（3）穿脱隔离衣前后，摘手套后。

（4）进行无菌操作、接触清洁、无菌物品之前。

（5）接触患者周围环境及物品后。

（6）处理药物或配餐前。

5. 医务人员在下列情况时应先洗手，然后进行卫生手消毒：

（1）接触患者血液、体液和分泌物以及被传染性致病微生物污染的物品后。

（2）直接为传染病患者进行检查、治疗、护理或处理传染病患者污染物之后。

6. 连续进行检查、治疗和护理患者时，每接触一个患者后，都应进行手卫生，根据手部清洁程度、有无污染选择皂液、流动水洗手或卫生手消毒。

7. 医务人员接触污染物之前，应戴好一次性手套或乳胶手套，然后进行操作，操作后脱手套，用皂液、流动水洗净。如手直接接触污染物者，操作后应将污染的双手使用含醇或碘的手消毒剂搓擦再用皂液、流动水洗净。

8. 不可戴着手套远离操作区域；不可戴手套触摸电灯和电梯开关、门把手。

9. 脱下的手套按医疗废弃物处理，丢入黄色垃圾袋内。

附件：医务人员洗手的方法

1. 采用流动水洗手，使双手充分浸湿。

2. 取适量洗手液，均匀涂抹至整个手掌、手背、手指和指缝。

3. 认真揉搓双手至少 15 秒，应注意清洗双手所有皮肤，清洗指背、指尖和指缝，具体揉搓步骤为：

（1）掌心相对，手指并拢，相互揉搓。

（2）手心对手背沿指缝相互揉搓，交换进行。

（3）掌心相对，双手交叉指缝相互揉搓。

（4）右手握住左手大拇指旋转揉搓，交换进行。

（5）弯曲手指使关节在另一手掌心旋转揉搓，交换进行。

（6）将五个手指尖并拢放在另一手掌心旋转揉搓，交换进行。

（7）必要时增加对手腕的清洗。

4. 在流动水下彻底冲净双手。

5. 取消毒／灭菌干手物品（毛巾）擦干。

6. 医务人员手消毒的方法

（1）取适量的速干手消毒剂于掌心。

（2）严格按照洗手的揉搓步骤进行揉搓。

（3）揉搓时保证手消毒剂完全覆盖手部皮肤，直至手部干燥。

五、护理区清洁消毒制度

1. 医护人员上班时间应衣帽整齐、清洁、干燥。

2. 医务人员在执行消毒灭菌技术操作时必须遵守以下原则：进入人体无菌组织、器官、腔隙，或接触人体破损皮肤、破损黏膜、组织的诊疗器械、器具和物品应进行灭菌；接触完整皮肤、完整黏膜的诊疗器械、器具和物品必须进行消毒。

3. 无菌器械及物品必须一用一灭菌，消毒器械及物品必须一用一消毒，凡标有一次性使用的医疗用品不得重复使用。

4. 护理区各房间、治疗室等应保持空气清新与流通，每日通风不少于 2 次，每次 ≥ 30 分钟。当通风不良或特殊情况时可使用动态空气消毒器或紫外线消毒。紫外线照射时，应在无人状态下进行，并注意防护，避免眼睛直视；保持紫外线灯管表面清洁，每周用 75% 乙醇棉球擦拭一次；对使用中的紫外线灯管辐照强度每年检测一次，如强度 < 70 μW/cm^2，及时更换。

5. 护理区域内地面与物体表面应保持清洁、干燥。清洁与消毒应遵循由洁到污的原则有序进行。一般情况下先清洁，再消毒；当受到患者的血液、体液等污染时，先去除污染物，再清洁与消毒。地面每天用清水或清洁剂湿式清扫 2 次，每个拖布清洁面积 < 20 m^2。床单元每天清洁，抹布一床一巾、用后消毒；床单元在出院、死亡等患者离开后，进行终末消毒。抹布、拖把等应分类标记，分区使用，消毒后应悬挂放置，晾干备用。

6. 各种护理用品（如体温计、便器、尿壶等）专人专用，若与他人使用必须先消毒、后使用。生活用品（毛巾、脸盆、牙刷、剃须刀等）专人专用，避免交叉感染。

7. 护理区内无菌物品与普通物品应分开放置，不得混放；应定期检查、清理过期物品。无菌棉球、纱布、包及无菌容器等开启后使用时间不得超过 24 小时；无菌持物钳干式保存，每 4 小时更换一次；使用时注明启用时间。

六、治疗室、换药室院感管理制度

1. 保持室内清洁，每完成一项工作，即要随时清理。地面及物体表面湿式清扫，保持物体表面清洁。每日用含有效氯 500 mg/L 的"84"消毒液擦拭桌面、地面、治疗车两次。除工作人员外，其他人员不得在室内逗留。

2. 室内通风良好，每日定时通风换气。紫外线照射每日 1~2 次，每次 30~60 分钟。

3. 无菌（含一次性）物品专柜存放，柜面清洁，标志明确，按灭菌日期先后放置使用，每日检查有效期，无过效期物品。

4. 医护人员进入治疗室内，应衣帽整齐，操作时戴口罩，各种操作前后应洗手，必要时进行手消毒，严格执行无菌技术操作规程，保持治疗台面清洁。

5. 抽出的药液、开启的静脉输入无菌液体须注明时间，超过 2 小时后不得使用；启封抽吸的各种溶媒超过 24 小时不得使用，最好采用一次性小包装。

6. 碘酒、碘伏、酒精使用一次性小瓶装，每周更换 1 次。常用无菌敷料罐应每天更换并灭菌；置于无菌储槽中的灭菌物品（棉球、纱布）一经打开，应注明开启时间，使用时间不超过 24 小时，提倡使用小包装。

7. 镊子、持物钳实行干缸保存，使用时注明时间并每 4 小时更换一次。

8. 打开后的无菌液体，需继续使用者，需注明打开日期与时间（具体到分），仅限于当班时间内使用（有效期不超过 8 小时）。

9. 各种治疗、护理及换药操作应按清洁伤口、感染伤口、隔离伤口依次进行，特殊感染伤口要严格隔离，处置后进行严格终末消毒，不得进入换药室；感染性敷料应放在黄色防渗漏的污物袋内，双袋包扎，集中处理。

七、院内感染管理培训制度

1. 感染管理专兼职人员必须加强在职教育，不断提高院感管理专兼职人员的业务素质，及时掌握院感防控的新信息和动态，以利于院感防控的指导与培训。

2. 做好医务人员院感防控知识在职教育，每年按计划对全院医务人员进行院感知识普及教育，定期组织考核，不断强化院感预防意识。

3. 新上岗人员必须接受院感知识培训，未经培训不得上岗。

4. 有针对性的开展各种专业培训，对院内其他或相关人员进行培训。对各级管理人员、工勤人员、保洁人员应进行预防、控制院感知识培训。

八、检验科院内感染管理制度

1. 工作区域划分规范，明确清洁区、污染区。

2. 保持室内清洁卫生。每天对空气、各种物体表面及地面进行常规擦拭消毒。在进行各种检验时，应避免污染，在进行特殊传染病检验后，应及时进行消毒，遇有场地、工作服或体表污染时，应立即处理，防止扩散，并视污染情况向上级报告。

3. 检验人员必须根据标准预防的原则做好职业防护，上岗时穿工作服，不得穿裸露脚趾的鞋子，必要时穿隔离衣、胶鞋，戴手套、口罩、面罩等。

4. 使用合格的一次性检验用品，严禁重复使用一次性无菌医疗用品，用后进行无害化处理。

5. 严格执行无菌技术操作规程，静脉采血须一人一针一管一巾一带；微量采血应做到一人一针一管一片；严格执行医务人员手卫生规范。

6. 无菌物品如棉签、棉球、纱布及其容器应在有效期内使用，开启后使用时间不得超过 24 小时。

7. 检验人员结束操作后应及时规范洗手，必要时用手消毒剂消毒。

8. 使用后的废弃物品，应及时进行无害化处理，不得随意丢弃。

9. 各种器具应及时消毒、清洗；各种废弃标本应分类处理。

九、检验科消毒及废弃物处理制度

1. 医务人员要求

（1）医务人员应严格执行检验科院感管理制度，规范着装，工作服每周更换 2 次，发生污染及时更换。

（2）接触标本均为可疑污染物，操作前均应戴好乳胶手套，手套破损要及时更换；工作后脱手套用手消毒液消毒双手，用流动水洗净。

（3）做血常规检查的操作者必须严格执行手卫生规范，做到一人一消毒。

（4）离开实验室的工作人员必须脱掉手套；不能穿工作服到院外活动。

2. 患者手指消毒

（1）做血常规检查时，应选取患者无红肿、破损及伤痕的手指部位。

（2）用 75% 酒精消毒针刺部位，干后针刺取血，做到一人一针一消毒一吸管。

（3）推片不得直接接触创口皮肤取血。

3. 废弃物处理

（1）严格区分医疗垃圾与生活垃圾。黑色垃圾袋装生活垃圾，黄色垃圾袋装医用垃圾。

（2）盛装垃圾的垃圾桶应用脚踏式，或加盖。

（3）固体医疗垃圾套双层垃圾袋，防止泄露，定时或装满 3/4 时及时清理，有专人运送到指定地点，并做好交接登记。转运时应有防止锋利物刺破垃圾袋遗洒的防护措施。

（4）液体垃圾如患者尿液、胸腹水、呕吐物按 4 片 /L 消毒片投放，有效氯浓度为 2000 mg/L，作用 30 分钟，倒入医用下水道。

（5）损伤性废物应及时投入专用医疗废物锐器盒内，定时或装满 3/4 时及时密封更换，放入黄色垃圾袋内、标识明确。

（6）一般化学废弃物可直接排入下水道。仪器排放在废液桶内的废液，按 2000 mg/L 加入有效氯消毒剂，废液达到 3/4 左右，更换备用桶，经消毒处理 4 小时以上，倒入下水道。

4. 各种物表及地面消毒

（1）各种物表及台面每日用 1000 mg/L 含氯消毒液擦拭；紫外线消毒时，灯管离台面不宜超过 1 m，消毒有效区域为灯管周围 1.5 ~ 2.0 m，每次时间不少于 30 分钟。

（2）地面用浸有 1000 mg/L 含氯消毒液的拖把清洁。

5. 空气消毒

（1）实验室应开窗通风，保持空气流通、清新。

（2）空气消毒用紫外线灯照射，每次时间均应大于 30 分钟，每天不少于 1 小时或用臭氧发生器消毒 3 小时 / 天。

6. 化验单消毒

（1）保持化验单干净，避免被检验材料污染。

（2）不等取的化验报告单，在每日工作结束时，用专用消毒柜消毒 30 分钟后发出。

（3）急诊未被污染的化验单，可随时发出。凡有可能被污染的化验单，均须经消毒后方可发出。

7. 加强消毒液及紫外线强度监测

（1）正在使用的消毒液应有标识。

（2）做好紫外线消毒登记工作。

（3）消毒液浓度和紫外线辐照应定期进行监测。

十、医务人员职业安全与防护制度

1. 医务人员应接受职业防护知识培训，增强职业安全意识，减少职业暴露危险，有效保障医务人员职业安全。

2. 在临床工作中必须严格实行标准预防措施，根据可预期的职业暴露危险，选择合格正确的防护用品，诊疗时应穿工作服、戴口罩、帽子，必要时穿隔离衣、防渗透围裙、胶鞋、可能发生喷溅或进行动脉穿刺时戴眼罩或面部防护罩。

3. 严格遵守标准预防原则，凡是患者的血液、体液、分泌物、排泄物均认定具有传染性，在接触这些物质以及患者黏膜和非完整皮肤时，必须采取隔离措施。既要防止血源性疾病的传播，也要防止非血源性疾病的传播；强调双向防护，既防止疾病由患者传至医务人员，又防止疾病由医务人员传至患者；根据疾病的主要传播途径，采取相应的隔离措施，包括接触隔离、空气隔离和飞沫隔离。

4. 进行有可能接触患者血液、体液、分泌物、排泄物等操作时必须戴手套，操作完毕脱去手套后立即洗手或进行手消毒，医务人员手部皮肤发生破损时，应戴双层手套。

5. 当患者出现呼吸骤停等需要复苏时，尽可能使用简易呼吸囊或其他通气装置以代替口对口人工呼吸法。

6. 所有使用后的锐器应直接放入利器盒中，处理锐器物时应遵循以下操作原则：

（1）严格按照医疗感染性锐器废弃物处理。

（2）禁止用手直接接触使用后的针头、刀片等锐器。

（3）禁止将针等锐器徒手传递。

（4）禁止将针罩罩回针头。

（5）将使用后的注射器、针头、刀片等锐器物立即处置，不要随意放置在治疗桌或治疗台上。

（6）提倡使用带有保护设计的针头、刀片以及安全的真空采血试管和新型无针注射装置。

7. 医务人员发生锐器伤时，应按照职业暴露防护及处置规程进行处理并做好登记报告工作。

十一、医用锐器刺伤的应急处理预案

1. 锐器伤害是指工作中被针头、手术器械、玻璃制品、医疗仪器设备、医疗废弃物及其他锐利物品刺伤或割伤而有被病原微生物感染风险的意外事件。

2. 医用锐器刺伤时应急处理程序：

（1）被血液、体液污染的针头或其他锐器刺伤后，应立即用力捏住受伤部位，向离心方向挤出伤口的血液，不可来回挤压，同时用流动水冲洗伤口。

（2）用 75% 酒精或安尔碘消毒伤口，并用防水敷料覆盖。

（3）意外受伤后必须在 48 小时内报告有关部门，并在 72 小时内作 HIV、HBV 等的基础水平检查。

（4）可疑被 HBV 感染的锐器刺伤时，应尽快注射抗乙肝病毒高效价抗体和乙肝疫苗。

（5）可疑被 HCV 感染的锐器刺伤时，应尽快于被刺伤后做 HCV 抗体检查，并于 4~6 周后检测 HCV 的 RNA。

（6）可疑被 HIV 感染的锐器刺伤时，应及时找相关专家就诊，根据专家意见预防性用药，并尽快检测 HIV 抗体，然后根据专科医生建议行周期性复查（如 6 周、12 周、6 个月等）。

十二、医疗废物分类暂存、收集及运送管理制度

1. 各临床科室要按照《医疗废物管理条例》要求，将医疗废物分别用锐器盒或黄色垃圾袋密封包装，并在包装物外面注明类别、科室和日期；病区生活垃圾用黑色塑料袋包装收集，不得与医疗废物混合收集。

2. 根据医疗废物的类别，将感染性废物和损伤性废物分别用有警示标识的黄色垃圾包装袋或锐器盒盛装封闭。

3. 感染性废物、损伤性废物、药物性废物及化学性废物不得混合收集。少量的药物性废物可以混入感染性废物，但应当在标签上注明。

4. 感染性废物、损伤性废物盛装达到包装袋或容器的 3/4 时，必须进行密闭封口。

5. 必须使用有警示标识的包装袋或容器。如果其外表面被感染性废物污染时，应当对被污染处进行消毒或增加一层包装。

6. 禁止在非收集、非暂时储存地点倾倒、堆放医疗废物，禁止将医疗废物混入其它废物或生活垃圾。

7. 棉球、纱布等接触患者血液、体液、分泌物的物品，引流袋、各种手套、一次性医疗器械等不论是否被污染，一律作为医疗废物处理。

8. 各种医用针头、缝合针、各种手术刀等锐器一律按损伤性废物处置，利器盒存放量达到容器的 3/4 时，即密闭放入黄色垃圾袋。利器盒不得重复使用。

9. 安瓿、小药瓶等及非传染性疾病患者的尿不湿、卫生巾、一次性尿垫等物品不必作为医疗废物处置，可作为生活废物放入黑色垃圾袋。

10. 使用后输血器袋作为损伤性废物处置，放置在专用容器内，保留 48 小时后放黄色垃圾袋内集中处置，并做好记录。

11. 各科医疗废物贮存时间不得超过 1 天，运送人员每天将废物分类放置，并按照规定的时间和路线密闭运送到医疗废物暂存处。

12. 运送人员在运送医疗废物前，应当检查包装物或者容器的标识、标签及封口是否符合要求，不得将不符合要求的医疗废物运送到医疗废物暂存处，同

时应做好与科室的交接登记工作。

13. 运送人员在运送医疗废物时，防止造成包装物或者容器破损及医疗废物的流失、泄漏和扩散，并防止医疗废物污染、接触身体。

14. 运送人员要做好个人防护措施，如穿戴好胶手套、胶鞋、防护服等。工作结束后，及时对运送工具进行清洁和消毒。

15. 未被污染的输液瓶（袋）应分类收集、转运及暂存。包装使用可回收物标志。严禁将未被污染的输液瓶（袋）与医疗废物、生活垃圾混装。被血液、体液污染或已混入医疗废物内，要按医疗废物处理。

十三、传染病疫情报告与管理制度

1. 凡是《中华人民共和国传染病防治法》中规定的传染病，在诊疗过程中确诊或疑似的患者一律由首诊医生负责填写传染病报告卡。传染病实行首诊负责制，按照规定实施传染病转诊制度。

2. 发现甲类传染病和乙类传染病中人感染高致病性禽流感、传染性非典型肺炎、肺炭疽的病人、疑似病人和病原携带者时，立即报感染管理负责人员，感染管理负责人员必须以最快的方式向当地疾病预防控制机构报告。对乙类、丙类传染病病人、疑似病人和病原体携带者在诊断后，应于 24 小时内按规定要求报告。

3. 感染管理专兼职人员要及时检查、发现传染病例，检查首诊医生是否按规定报告，避免迟报、漏报现象发生。

4. 传染病报告卡应认真填写，内容完整、准确、规范，字迹清楚。

5. 发现传染病病人要及时转诊，并按规定要求对病人污染的环境和物品进行严格消毒处理。

十四、护理院环境、物品常用清洁、消毒、灭菌方法

（一）护理院环境、物体表面

1. 空气：开窗通风，每日上、下午开窗通风 2 次，每次 20～30 分钟，自然通风不良时，可安装通风设备；必要时使用动态空气消毒器消毒或紫外线消毒。

2. 床单元：床单元每日清水擦拭，有污染时随时擦拭或消毒，抹布一人

一巾；床单元进行终末处理时，用 250 mg/L 含氯消毒液擦拭消毒。抹布用 250 mg/L 含氯消毒液浸泡 30 分钟后，晾干备用。

3. 推车、轮椅、推床：每日清水擦拭一次，必要时用 250 mg/L 含氯消毒液擦拭，有污染时随时擦拭消毒。

4. 电脑、电话及各种仪器表面：保持清洁，必要时用 75% 乙醇擦拭，有污染时随时擦拭消毒。

5. 桌椅、门窗、墙壁、扶手：日常清水擦拭，保持无尘和清洁，有污染时随时用 500 mg/L 含氯消毒液擦拭消毒。

6. 水龙头、水池：清水擦拭，保持清洁，有污染时及时用 500 mg/L 含氯消毒液消毒擦拭。

7. 地面：每日湿式清扫 2 次以上，有污染随时用 500 mg/L 含氯消毒液拖地消毒；地面被呕吐物、分泌物或粪便污染时，应先去除污染物再使用消毒剂覆盖消毒。拖布一次拖擦面积不得超过 20 m²，拖布用 500 mg/L 含氯消毒液浸泡 30 分钟后，分类悬挂放置，晾干备用。

（二）护理区常用器械及物品

1. 护理区换药碗、盘、开口器、舌钳等：若明确没有传染病患者的换药碗、盘、开口器、舌钳等，可在护理区处置室流动水冲洗，去除明显血渍、污渍后；密闭送供应室集中清洗后消毒、灭菌处理。若有不明原因或带有传染性的血渍、污渍时，不得冲洗，应立即用双层黄色塑料袋封闭打包，并贴上标签，送供应室处置。

2. 杯钳罐：用后密闭送供应室集中清洗后压力蒸汽灭菌；干式保存每 4 小时更换，有污染时随时更换。

3. 体温表：体温表使用后用 500 mg/L 含氯消毒液浸泡 30 分钟，用冷开水冲净，纱布擦干备用；浸泡体温表容器及装盛消毒后体温表的容器每周用 500 mg/L 含氯消毒液浸泡 30 分钟，清水冲净晾干备用。体温表离心机盒每次使用后，清水冲洗、晾干，每周用 500 mg/L 含氯消毒液浸泡 30 分钟，流动水冲洗晾干；冷开水、消毒液每日更换。

4. 盛酒精、碘伏消毒液的玻璃瓶：弃去消毒液，密闭送供应室集中清洗压力蒸汽灭菌；每周灭菌 2 次。

5. 吸引瓶、引流瓶：流动水冲洗、干燥；湿热消毒或含氯消毒液 500 mg/L 浸泡 30 分钟，流动水冲净，晾干，1 次 / 天；尽可能使用一次性吸引、引流装置。

6. 湿化罐（瓶）：送消毒供应中心集中处理，清洗消毒机清洗消毒。湿化罐（瓶）每周更换 1 次，湿化液每天更换，湿化液必须用无菌水。

7. 止血带：一人一用一消毒，使用后用含氯消毒液 250mg/L 浸泡 30 分钟，清水冲净擦干。

8. 血压计、袖带、听诊器：血压计及听诊器保持清洁，必要时用 75% 乙醇或 250 mg/L 含氯消毒液擦拭；血压计袖带每周清洗、晾干备用，有污染时可用 250 ~ 500 mg/L 含氯消毒液浸泡 30 分钟后清洗晾干。

9. 痰盂、便器：专人专用，流动水冲洗、晾干；出院终末消毒，含氯消毒液 500 mg/L 浸泡 30 分钟，流动水冲洗。

10. 热水袋、冰袋、橡皮气圈及橡皮中单：一人一用一清洗，流动水清洗、晾干；必要时用含氯消毒液 250 mg/L 浸泡或擦拭。

11. 床上用品等棉织品：一人一用一消毒，污染后随时更换；热力清洗（洗衣机 70 ℃，25 分钟）；感染患者使用过的布类应密闭，并有标识注明原因，单独清洗。

12. 各种引流管：建议使用一次性引流管，硅胶等特殊引流管按规范清洗消毒。

十五、院内感染暴发报告制度

1. 院感暴发是指在医疗机构或其科室的患者中，短时间内发生 3 例以上同种同源感染病例的现象。疑似院感暴发是指在医疗机构或其科室的患者中，短时间内出现 3 例以上临床症候群相似、怀疑有共同感染源的感染病例；或者 3 例以上怀疑有共同感染源或感染途径的感染病例现象。

2. 护理院有关科室发现 3 例及以上院感病例应立即口头报告院感管理部门；院感管理部门人员须立即到现场确认，如发现有 5 例以上疑似病例或 3 例以上确诊院感病例时，及时报告主管院长，并于 12 小时内书面报告所在地的县级地方人民政府卫生行政部门，同时向所在地疾病预防控制机构报告。

3. 报告内容包括：报告时间、报告人、报告科室、院感暴发时间、发病例数及死亡人数、主要临床表现、可能原因、病例处置情况及控制措施、事件的发展趋势、下一步工作计划等。

4. 主管院长接到报告，应及时组织协调相关部门开展流行病学调查与控制工作，并从人力、物力和财力方面予以保证。

5. 临床科室一旦发现院感病例应及时进行隔离患者、环境处理、流行病学调查等应急处置工作，确诊传染病及时转诊至相关传染病医院接受治疗。

6. 临床科室必须及时查找原因，协助调查和执行控制措施，及时控制院内感染。

7. 根据感染暴发或流行的调查和控制情况，实时调整相应控制措施，必要时可采用关闭护理区等措施。

第六章 药事管理工作制度

一、药品采购管理制度

1. 护理院药品采购管理必须遵守《药品管理法》《药品管理法实施条例》《医疗机构麻醉药品、第一类精神药品管理规定》《处方管理办法》等法律法规和相关规章制度。

2. 应设置药品采购专（兼）职人员负责药品的采购管理工作，保证从合法的药品生产、经营企业购进药品并确保药品质量符合要求。

3. 药品采购必须对供货企业和购进药品合法性进行确定。主要内容包括：

（1）购进药品应首先确定供货企业的法定资格和质量信誉。

（2）购进的药品应是合法企业所生产或经营的药品。

（3）应对供货企业销售人员的合法资格进行验证。供货企业的销售人员应提供法人代表的授权委托书原件和本人的身份证复印件。

（4）购进的首营品种应向供货单位索取合法证照、生产批文、质量标检验报告书、包装、标签、说明书、物价批文等资料。

（5）采购进口药品时，必须向供货单位索取《进口药品检验报告书》，并加盖供货单位的红章。采购特殊管理药品必须严格执行有关规定。

4. 指定专人负责药品价格管理工作，药品采购价格严格按照国家和各级管理部门的有关规定执行，不得擅自更改和无依据调价。

5. 购进的药品应由供货方提供合法的票据。

6. 做好真实完整的购进记录，票账货应相符。购进记录保存至超过药品有效期一年，但不少于三年。

7. 强化药品采购中的制约机制，严格实行采购、质量验收、药品付款环节的约束管理，杜绝药品采购人员收取供货单位的回扣。

二、药品质量验收管理制度

1. 验收人员应严格按照法定标准和合同规定的质量条款对购进药品的数量和质量进行逐条验收，保证入库药品数量准确，质量良好。

2. 验收人员必须经过专业培训，熟悉药品知识和理化性能，了解各项验收标准。

3. 药品验收时，在待验区按规定逐批抽样检查。抽样比例：1～2件，需每件抽样检查；3～50件，需抽取3件进行检查；50件以上，每增加50件，多抽样1件进行检查。

4. 药品到货后要及时验收。逐批核对品名、规格、剂型、批准文号、批号、生产日期、有效期、供货厂商、数量。标签上和说明书上应有药品成分、适应证或功能主治、用法用量、禁忌证、不良反应、注意事项及储存条件。对货单不符、质量异常、包装不牢固，标识模糊或有其它问题的品种不得入库。并及时报告质量管理员复核处理。

5. 验收时整件包装中应有产品合格证。

6. 验收进口药品，应有符合规定的"进口药品注册证""进口药品检验报告书""进口药材批件"或"医药产品注册证"的复印件。以上文件加盖供货单位质量管理机构原印章。进口药品包装的标签应有中文注明药品的品名、主要成分以及注册证号，并有中文说明书。

7. 验收首营品种应有该批号的质量检验报告书。

8. 中药材应有包装并附有质量合格的标志。实施批准文号管理的中药材和中药饮片在包装上还应标明批准文号。

9. 验收外用药品其包装标签、说明书上有规定的标识。处方药、非处方药有相应的警示语或忠告语，非处方药有国家规定的专有标识。

10. 验收完毕即做好台账记录，记录要求内容完整，不缺项，字迹清晰，结论明确，每笔验收均应由验收员签字或盖章。验收记录保存至超过药品有效期一年，但不少于三年。

三、药品储存管理制度

1. 根据药品的性能及要求做好药品的分类储存工作，保证药品仓库管理科学、规范，药品储存正确、合理，确保药品储存质量完好。

2. 保管员或药学人员凭验收员签字或盖章的入库单收货。对货单不符、质量异常、包装不牢或破损、标志模糊的药品有权拒收并报告质量管理员处理。

3. 保管员或药学人员负责做好药品分类储存和库房的安全工作。药品实行分区存放。

4. 药品存放实行色标管理。待验药品区、退货药品区——黄色；合格药品区——绿色；不合格药品区——红色。

5. 严格按药品外包装图式标志的要求搬运堆放，怕压药品应控制堆放高度。

6. 药品与墙、屋顶（房梁）的间距不小于 30 cm，与地面的距离不小于 10 cm。药品垛堆应留有一定距离。

7. 药品应按批号及效期远近依次或分开堆码。

8. 药品应按温湿度要求储存于相应的库中。常温库在 0 ~ 30 ℃，阴凉库温度≤ 20 ℃，相对湿度应在 45% ~ 75%。

9. 保管员或药学人员负责做好温湿度管理工作，每日上、下午各记录一次库内温湿度，发现温湿度超出规定范围，应采取调控措施并予以记录。

10. 验收不合格的药品由保管员记录后放入不合格药品区。并建立不合格药品台账。

四、药品养护管理制度

1. 设立专职或兼职养护人员，明确责任，加强在库药品养护工作，防止药品变质失效，保证质量，避免事故。

2. 养护人员应经专业知识及有关药品法律、规范的学习，具有药学专业技术人员职称。

3. 养护人员协助保管员做好药房温湿度监测和调控工作（药房各类库房的温湿度要求为：常温库 0~30 ℃，阴凉库不高于 20 ℃，冷库 2~10 ℃，相对湿度 45% ~ 75%），每日上午 9 时左右、下午 3 时左右各监测并记录一次记录。根据温湿度状况，采取相应的通风、降温、增温、除湿、加湿等调控措施，并做好记录。

4. 坚持"预防为主"的原则，按照药品理化性能和储存条件的规定，结合库房实际情况，采取正确有效的养护措施。对一般品种按季度进行药品质量的养护检查，重点品种（如易潮解、易霉变、见光易分解等）按月养护，并做好养护记录。养护记录应保存至超过药品有效期一年，但不得少于二年。

5. 养护检查中发现质量有问题的药品，应挂黄牌暂停发货，同时报质量管理员处理。

6. 正确使用养护、保管、计量设备，并定期检查保养。做好计量检定记录，确保正常运行、使用。

五、药品处方调配管理制度

1. 按照《医疗机构药事管理规定》等有关法律法规，规范药品处方的调配操作，确保调配药品的安全、有效、正确、合理。

2. 调剂人员要以认真负责的态度，依据本院医师正式处方调配发药，非本院处方不予调配，以确保调配的处方达到质量要求。

3. 收处方后，对处方认真执行"四查十对"制度，审查无误后方可调配。对有违反规定，滥用药品、有配伍禁忌、涂改及不合理用药的处方，应与处方医师联系更正后，方可调配。配方人员不得随意涂改医生处方。

4. 处方调配好后经发药人核对无误后方可发出。处方调配人员及发药人均应在处方签字。

5. 对抢救用处方必须随到随配，其余按先后次序配发。

6. 对麻醉药品、毒药、精神药品及贵重药品，当班人员要认真清点，逐日消耗，发现问题及时处理。

7. 调剂室内应保持卫生整洁。调剂室工作人员衣帽整洁，遵守劳动纪律，坚守工作岗位。

8. 非本室工作人员不得进入调剂室。

六、药品拆零的管理制度

1. 拆零药品是指因医嘱需要药房将药品从最小包装（瓶或盒）中取出，分装入其他包装材料的药品。

2. 药房应配备必备的拆零工具，如药匙、瓷盘、拆零药袋、医用手套等，并保持拆零工具清洁卫生，定期清洗消毒并做好记录。

3. 拆零前，应检查被拆零药品的包装及外观质量，凡发现质量可疑及外观性状不合格的药品，不得使用。

4. 药品临时拆零时，将药品放入专用的药品包装袋密封，写明药品名称、规格、数量、用法、用量、有效期、批号等项目，核对无误后，方可交给患者。不得将不同批号药品混装于一袋，也不得将不同厂家的同名药品混装于一袋。

5. 药品拆零后，保留原包装及标签至药品用完为止。拆零后的药品不能保留原包装的，必须放入拆零药瓶，加贴拆零标签，写明品名、规格、批号、有效期。

6. 住院药房摆药需大量拆零时应指定专人负责药品的拆零工作，拆零时须经药学专业人员核对，拆零后的药品应相对集中存放于拆零专柜，不得与其他药品混放。

7. 不得将不同批号药品拆零后混装于一瓶（盒），也不得将不同厂家的同名药品拆零后混装于一瓶（盒）。药品如更换批号或厂家，须将已拆零药品用完再装新拆药品。

8. 尽量将已拆零药品用完后再进行拆零，避免先拆零药品长期压在瓶底不用导致质量下降。

9. 应做好拆零药品使用记录，内容包括：拆零日期、药品通用名称、厂家、规格、批号、有效期、拆零数量等，操作人、核对人共同签名。

七、药品效期的管理制度

1. 药品"有效期"是指该药品被批准使用的期限，表示在规定的贮存条件下，能够保证药品质量的期限。

2. 加强合理控制药品的全过程管理，防止药品过期失效，保证入库、出库、销售使用药品的质量。

3. 购进药品时做好全院药品使用预测工作，按需进货，防止药品积压而过期。

4. 所有药品应标明有效期，未标明有效期或更改有效期的按劣药处理，验收员应拒绝收货。

5. 药品应按批号依次堆码储存，不同批号的药品不得混垛。

6. 严格按先产先出、近效期先出的原则发货，对有效期不到半年的药品不得验收入库。

7. 距有效期截止日期 6 个月以内的药品为近效期药品。养护员检查汇总后按月填"近效期药品统计表"报质量管理员。

8. 对于过有效期的药品，应按《不合格药品管理制度》进行处理，杜绝过期药品发出。

八、药品不良反应报告制度

1. 按照《药品管理法》《药品不良反应报告和监测管理办法》等有关法律法规，护理院应规范药品不良反应报告，及时、有效控制药品风险，保障患者用药安全。

2. 药品不良反应的相关定义（根据 2011 年卫生部《药品不良反应报告和监测管理办法》）：

（1）药品不良反应：是指合格药品在正常用法用量下出现的与用药目的无关的有害反应。

（2）严重药品不良反应：是指因使用药品引起以下损害情形之一的反应：

① 导致死亡。

② 危及生命。

③ 致癌、致畸、致出生缺陷。

④ 导致显著的或者永久的人体伤残或者器官功能的损伤。

⑤ 导致住院或者住院时间延长。

⑥ 导致其他重要医学事件，如不进行治疗可能出现上述所列情况的。

（3）新的药品不良反应：是指药品说明书中未载明的不良反应。说明书中已有描述，但不良反应发生的性质、程度、后果或者频率与说明书描述不一致或者更严重的，按照新的药品不良反应处理。

（4）药品群体不良事件：是指同一药品（指同一生产企业生产的同一药品名称、同一剂型、同一规格的药品）在使用过程中，在相对集中的时间、区域内，对一定数量人群的身体健康或者生命安全造成损害或者威胁，需要予以紧急处置的事件。

3. 药品不良反应报告程序

（1）医务人员获知或者发现药品不良反应及可能与用药有关的不良反应后，应当立即向科主任或护士长报告，并直接填写药品不良反应／事件报告表，一般不良反应一周内报药剂部门，疑似严重或新的药品不良反应应在24小时内报药剂部门，疑似严重药品不良反应致死亡病例及疑似药品群体不良事件应立即报告药剂部门并同时报告卫生主管部门。

（2）药剂部门收到疑似严重或新的药品不良反应、或疑似药品群体不良事件信息后，立即安排人员进一步调查了解药品不良反应的具体情况，药品不良反应事实明确的对该产品进行追踪监测，必要时报告医务主管部门进一步分析处理。

（3）药剂部门按规定将本院药品不良反应／事件向省药品不良反应监测中心集中报告，按照《药品不良反应报告和监测管理办法》要求，一般应在发现药品不良反应之后30日内报告，严重、罕见或新的药品不良反应病例应在发现药品不良反应后15个工作日内报告，其中死亡病例须立即报告。若发现药品群体不良事件须立即通过电话或者传真等方式报省药品不良反应监测中心，同时填写《药品群体不良事件基本信息表》，对每一病例还应当及时填写《药品不良反应／事件报告表》，通过国家药品不良反应监测信息网络报告。医务主管部门同时需将药品群体不良事件报告省卫生主管部门。

（4）药剂部门将所有《药品不良反应／事件报告表》留档。

4. 在药品不良反应报告和监测过程中获取的商业秘密、个人隐私、患者和报告者信息应当予以保密。

5. 护理院应鼓励所有工作人员报告药品不良反应，并根据报告情况给予表扬或奖励。

九、不合格药品管理制度

1. 药品是用于防病治病的特殊商品，其质量与人体的健康密切相关。护理院必须严格不合格药品的控制管理，严防不合格药品采购、入库、使用，确保患者用药安全。

2. 不合格药品是指药品的包装不合格、外观质量不合格、内在质量不合格。

不合格药品的确认：

（1）国家或省、市各级药品监督管理部门发布的通知或质量公报中的不合格药品。

（2）质量验收、保管养护和使用过程中发现的外观、包装、标识不符，包装污染、破碎及超过有效期的药品。

（3）各级药品监督管理部门抽查检验不合格的药品。

（4）符合药品管理法中有关假、劣药品定义的。

（5）生产厂商、供货单位来函通知的不合格药品。

3. 不合格药品一旦确认，即不能再使用，并立即移入药品不合格区，并做好记录。

4. 在药品入库验收过程中发现不合格药品，应存放于不合格区。

5. 在药品储存、养护、使用过程中发现有疑问时，应对该药品进行检验，如不合格，及时通知各部门立即停止使用，同时，按出库记录追回发出的不合格品，并将药品移放于不合格区。

6. 凡药品监督部门公告或发文通知不合格的药品，以及抽查检验发现的不合格药品，应立即清查，集中存放于不合格区内，并按要求上报。

7. 对于包装破损或者包装不符合规定的不合格药品，可由采购人员根据协议及时联系退货处理。

8. 对过期失效、超过供货商负责期等有质量问题药品，报损、销毁由部门提出申请，经科主任审核报院领导批准销毁，并应有完善的记录。

9. 由药品监督管理部门发布的因药品内在质量等不合格药品的处置按相关规定执行。

十、麻醉药品、第一类精神药品管理

（一）麻醉药品、第一类精神药购用《印鉴卡》管理制度

1.《印鉴卡》由医疗机构或药学部门指定专人保管。

2. 药品采购人员须经过批准，凭《印鉴卡》向省、市的定点批发企业购买麻醉药品和第一类精神药品。

3.《印鉴卡》有效期为三年。《印鉴卡》有效期满前三个月，应当向市级卫生行政部门重新提出申请。

4. 当《印鉴卡》中医疗机构名称、地址、医疗机构负责人、医疗管理部门负责人、药学部门负责人、采购人员等项目发生变更时，医疗机构应当在变更发生之日起 3 日内到市级卫生行政部门办理变更手续。

（二）麻醉药品、第一类精神药采购制度

1. 药库保管人员根据本单位医疗需要制定申购单（一式两份），并由采购人员、药剂科负责人和医疗机构负责人审核签字并盖章，同时加盖医疗机构公章，各项签字和印章应与印鉴卡印鉴一致。

2. 药品采购人员经过批准，凭印鉴卡向省、市的定点批发企业购买麻醉药品和第一类精神药品；向省、市的定点批发企业购买第二类精神药品，不得随意购买。

3. 采购麻醉药品、第一类精神药品应由药品经营企业送到药库，采购、保管人员不得自行提货。购买麻醉药品、第一类精神药品付款应当采取银行转账方式，严禁用现金采购。护理院购买的麻醉药品、第一类精神药品只限于本院临床使用。

4. 护理抢救患者急需麻醉药品、第一类精神药品而药剂科无法提供时，可以从其他医疗机构或者定点批发企业紧急借用。抢救工作结束后，应当及时将借用情况报市药品监督管理部门和卫生主管部门备案。

（三）麻醉药品、第一类精神药品验收制度

1. 麻醉药品、第一类精神药品入库实行双人验收。

2. 麻醉药品、第一类精神药品入库验收，必须货到即验，双人开箱验收，清点验收到最小包装，验收记录双人签字。

3. 入库验收应当采用专簿记录，包括：日期、凭证号、品名、剂型、规格、单位、数量、批号、有效期、生产单位、供货单位、质量情况、验收结论、验收和保管人员签字等内容。

4. 在验收中发现缺少、缺损的麻醉药品和第一类精神药品应双人清点登记，上报科主任和分管院长批准，并加盖公章后再由药品采购向供货单位查询、处理。

5. 入库验收专用账册的保存期限应当自药品有效期期满之日起不少于五年。

（四）麻醉药品、第一类精神药品储存制度

1. 药库、药房、各病区储存麻醉药品、第一类精神药品必须配备保险柜。药库门、窗有防盗设施，安装报警装置。药房调配窗口、各病区存放麻醉药品、第一类精神药品应当配备必要的防盗设施。

2. 麻醉药品、第一类精神药品储存各环节（药库、药房、病区）都应当指定专人负责，明确责任。

3. 药库储存麻醉药品、第一类精神药品应保持合理库存，实行双人、双锁保管；药房、病区储存麻醉药品、第一类精神药品应根据用量规定固定基数，建立交接班制度，交接班有记录。

4. 药库、药房应建立麻醉药品、第一类精神药品进出的逐笔专用账册，做到账物相符。专用账册的保存应当在药品有效期满后不少于 2 年。

（五）麻醉药品、第一类精神药品领发制度

1. 药房凭麻醉药品、第一类精神药品的处方、空安瓿（废贴）到药库领取麻醉药品、第一类精神药品。麻醉药品、第一类精神药品的处方、空安瓿（废贴）有药库统一保管。领取后的麻醉药品、第一类精神药品数量不得超过固定基数。

2. 麻醉药品、第一类精神药品出库双人复核，并有发药人、复合人签署姓名。

3. 对出库的麻醉药品、第一类精神药品应逐笔记录，内容包括：日期、凭证号、发药人、复核人和领用人签字。

（六）麻醉药品、第一类精神药品使用管理制度

1. 护理院医疗主管部门应对药房、各护理区的麻醉药品、第一类精神药品的固定基数做出规定，在药剂部门备案。当固定基数需改变时应经主管部门批准。

2. 门诊药房应当固定发药窗口，有明显标识，并由专人负责麻醉药品、第一类精神药品调配。

3. 开具麻醉药品、精神药品使用专用处方。处方格式及处方用量按照《处方管理办法》的规定。

4. 处方的调配人、核对人应当仔细核对麻醉药品、精神药品处方，对不符合规定的麻醉药品、精神药品处方，拒绝发药。调配人、核对人在双人完成处方调剂后，应当分别在处方上签名或者加盖专用签章。

5. 应对麻醉药品、精神药品（第一、二类）处方进行专册登记，登记内容包括发药日期、患者姓名、品名、规格、用药数量，专册登记保存期限为 3 年。

6. 门诊癌症疼痛患者和中、重度慢性疼痛患者需长期使用麻醉药品和第一类精神药品的，首诊医师应当亲自诊查患者，建立相应的记录，要求其签署《知情同意书》。

（1）记录档案中应当留存下类材料复印件：

① 二级以上医院开具的诊断证明；

② 患者户籍簿、身份证或者其他相关有效身份证明文件；

③ 为患者代办人员身份证文件；

④《知情同意书》(原件)。

（2）用量按照《处方管理办法》第二十四条的规定。门诊癌症疼痛患者和中、重度慢性疼痛患者需长期使用麻醉药品和第一类精神药品注射剂可以带出医疗机构使用（哌替啶除外）。

7. 非长期使用麻醉药品和第一类精神药品的门诊癌症疼痛患者和中、重度慢性疼痛患者，麻醉药品注射剂仅限于院内使用。

8. 对于需要特别加强管制的麻醉药品，盐酸二氢埃托啡处方为一次常用量，仅限于二级以上医院内使用；盐酸哌替啶处方为一次常用，仅限于院内使用。

9. 患者使用麻醉药品、第一类精神药品注射剂或者贴剂的，再次调配时，应当要求患者将原批号的空安瓿或者用过的贴剂交回，并记录收回的空安瓿或者废贴数量。

10. 患者不再使用麻醉药品、第一类精神药品时，护理院应当要求患者将剩余的麻醉药品、第一类精神药品无偿交回护理院，由护理院按照规定销毁处理；各病区剩余的麻醉药品、第一类精神药品应办理退库手续。

11. 药房应当对麻醉药品和第一类精神药品处方，按年月日逐日编制顺序号。

12. 麻醉药品和第一类精神药品处方保存期限为 3 年，第二类精神药品处方保存期限为 2 年。

（七）麻醉药品、第一类精神药品安全管理制度

1. 护理院应当对麻醉药品、第一类精神药品处方统一编号，计数管理，建立处方的保管、领用、使用、退回、销毁制度。

2. 对麻醉药品、第一类精神药品的购入、发放、调配、使用实行批号管理和追踪，必要时可以及时查找或追回。

3. 在储存、保管过程中发生麻醉药品、第一类精神药品丢失或者被盗、被抢的，发现骗取或者冒领麻醉药品、第一类精神药品的，应当立即向所在地卫生行政部门、公安机关、药品监督部门报告。

4. 护理院应当建立值班巡查制度。保安人员值班巡查时，必须坚持"预防为主"的方针，认真负责，密切观察，及时发现、制止、解决不安全问题。

（八）麻醉药品、第一类精神药品报损、销毁制度

1. 对过期、损坏及由门诊患者退回的麻醉药品、第一类精神药品进行销毁时，应当向所在地卫生行政部门提出申请，在卫生行政部门监督下进行销毁，并对销毁进行登记。

2. 回收的麻醉药品和第一类精神药品注射剂空安瓿（废贴），应定期经护理院医疗主管部门审批后由药库负责销毁。销毁时，应有医疗主管部门派人监督，并对销毁进行登记。应对销毁方式做出规定。

（九）麻醉药品、第一类精神药品处方笺管理制度

1. 对麻醉药品、第一类精神药品专用处方实行统一格式、统一印制、统一编号、统一计数管理。

2. 麻醉药品、第一类精神药品处方由护理院指定有关部门管理，实行专人、专柜、专管。对进出的麻醉药品、第一类精神药品专用处方笺建立账册，对处方笺发出进行逐笔记录，记录内容包括：日期、处方编号、领用部门、数量、保管人及领用人签字，做到账物相符。

3. 专用处方笺使用科室实行专人领取、专人保管。有处方权的医师领用时，应做好记录，包括领用时间、处方类别、数量、处方编号、领用人及保管人签字。

4. 麻醉药品、第一类精神药品专用处方发生失窃时，应迅速向院安保部门报告，并向药剂部门报告失窃处方的起止号码，由药剂部门监控处方的流向。失窃处方自失窃之时起作废，在院内通告。

（十）护理区储存麻醉药品、第一类精神药品管理制度

1. 护理区应当配备工作责任心强、业务熟悉的专业技术人员负责麻醉药品、第一类精神药品的领用、储存保管及管理工作，人员应当保持相对稳定。

2. 麻醉药品、第一类精神药品管理人员应当掌握与麻醉、精神药品相关的法律、法规、规定，熟悉麻醉药品、第一类精神药品使用和安全管理工作。

3. 护理区存放麻醉药品、第一类精神药品应当配备保险柜。

4. 各护理区凭麻醉药品、第一类精神药品处方及空安瓿（废贴）到药房领取麻醉药品、第一类精神药品，领取后数量不得超过本护理区固定基数。

5. 严格执行麻醉药品、第一类精神药品交接班制度，对麻醉药品、第一类精神药品应有使用登记，实行班班交接，并填写交接班登记表。

6. 临床使用麻醉药品、第一类精神药品注射剂时，应对未用完的最小包装剩余药液进行销毁，销毁应有两人在场，并做好销毁记录。

7. 各护理区发现下列情况，应当立即向护理院药品管理部门报告：

（1）在储存、保管过程中发生麻醉药品、第一类精神药品丢失或者被盗、被抢的；

（2）发现骗取或者冒领麻醉药品、第一类精神药品的。

8. 护理区麻醉药品、第一类精神药品管理责任人：护理区负责人和专职管理人员。

（十一）麻醉药品、第一类精神药品专项检查制度

1. 护理院医疗管理部门，应定期组织专项检查。

2. 检查内容包括：

（1）麻醉药品、第一类精神药品处方开具是否符合规定。

（2）药库、药房、病区储存的麻醉药品、第一类精神药品管理是否规范。

（3）麻醉药品、第一类精神药品账物相符。

（4）麻醉药品、第一类精神药品各种记录规范。

（5）麻醉药品、第一类精神药品的安全管理。

3. 药库、药房、护理区的麻醉药品、第一类精神药品管理定期自查结果。

4. 对检查中发现的问题应向医疗主管部门负责人报告，并要求限期整改。

十一、第二类精神药品管理制度

1. 精神药品是指直接用于中枢神经系统，使之兴奋或抑制，连续使用能产生依赖性的药品。依据使人体产生的依赖性和危害人体健康的程度，分一类、二类精神药品。

2. 第二类精神药品采购必须凭加盖公章的购买证明，到指定的有资质的供货公司进行采购，保持合理的库存。

3. 具有精神药品处方权的医务人员必须具有执业医师以上技术职称，经考试合格，有医务主管部门批准，并将医师签名式样保存在药剂部门备查。

4. 第二类精神药品处方书写要求：第二类精神药品为白色专用处方，处方右上角标注"精二"，处方书写工整，字迹清晰。前记应写明患者姓名、家庭住

址、性别、年龄、科别。

5. 第二类精神药品处方门诊不得超过 7 日用量。

6. 第二类精神药品注射剂仅限于本院内使用，应当逐日开具，每张处方为 1 次用量。

7. 药剂部门严格执行有关规定，严格保管，合理应用，杜绝滥用。药库管理第二类精神药品应设立专柜储存，并建立专用账册，每日盘点，做到账物相符。

8. 对违反规定滥用第二类精神药品者，药剂部门有权拒绝发药，并及时向院部领导报告，药剂部门在调配第二类精神药品时，要严格审查处方，对不符合处方拒绝调配。

十二、高危药品管理制度

1. 高危药品是指药理作用显著且迅速，临床使用不当或错误使用会致人死亡或严重伤害的药品，包括高浓度电解质制剂、肌肉松弛剂及细胞毒化药品等。

2. 护理院常用的高危药品包括：10% 氯化钾、10% 的氯化钠、25% 硫酸镁注射液、氯化钙注射液、50% 葡萄糖液、胰岛素系列、地高辛、肝素钠、葡萄糖酸钙、利多卡因等。

3. 药剂部门对高危药品应设置专门的存放区域，单独存放，并在高危药品存放药架处设置明显警示性提示牌。

4. 护理区原则上不存放高危药品（抢救药品除外），如确实需要，须单独储存在固定的地方，储存处有醒目标签纸标志，限量存放，并定期核查备用情况。

5. 加强护理区高危药品的效期管理，保证先进先出，并建立点账制度，并严格进行交接班。

6. 高危药品在使用时，严格执行查对制度，核对患者姓名、床号、药品名称、药物剂量及给药途径等内容。

十三、科室（护理区）备用药品管理制度

1. 各科室（护理区）根据需要备用一定品种和数量的急救药品和常用药品放置于科室治疗室或抢救车（箱）中，包括针剂和片剂。麻、精药品备用品种及基数由医疗主管部门根据病区需求另行确定。

2. 各科室（护理区）备用药应统一存储位置，统一清单格式，统一规范管理，保证抢救时使用。

3. 各科室（护理区）备用药品及抢救车备用基数，应在药剂部门存档备案，应建立备用药品登记本，记录备用药品领取、使用、结存情况。

4. 护士长为科室药品管理第一责任人，监督科室药品管理工作，并指定专人负责科室备用药品管理，明确职责，定期检查科内药品。

5. 严格控制药品存储条件，按照药品说明书的存储要求存储，防止药品因此破损、霉变、失效等情况的发生。

6. 药品使用遵循"近效期先用，先领先用"原则，以避免药品管理不当或更换不及时造成安全隐患或不良反应。

7. 对麻醉药品、第一类精神药品应合理备用基数，专人管理，专柜加锁，建立严格的交接班制度，实行班班交接，确保账物相符，钥匙随身携带。

8. 如发现标签不清、过期、破损、变色的药品，由护士长填写"不合格药品报损单"，由医务主管部门、院长审批，交药剂部门统一保管、销毁。

9. 护理院应加强各科室、护理区急救备用药品管理，相关管理部门定期对各科室备用药品进行督导检查，保证药品质量，确保患者用药及时、安全、有效。

第七章　财务管理工作制度

一、财务部门工作制度

1. 按照《会计法》和《民间非营利组织会计制度》，全院财务实行统一管理，建立相应的财务管理制度、会计管理制度以及完善财务部门相应的岗位责任制。

2. 正确贯彻执行国家有关法律、法规和财务规章制度，加强财务监督，严格财经纪律。财会人员要以身作则，奉公守法，杜绝一切贪污盗窃、违法乱纪行为。

3. 依法组织收入，严格控制支出。对各项开支实行预算管理。对于临时必须的开支，应按规定的审批手续办理。

4. 加强护理院经济管理，定期进行经济活动分析，并会同有关部门做好成本核算的管理工作。

5. 凡本院对外采购开支等一切会计事项，均应取得合法的原始凭证（如发票、账单、收据等）。原始凭证由经手人、验收人和主管部门负责人签字后，方能凭据报销。一切空白纸条，不能作为正式凭据。出差或因公借支，须经主管部门领导批准，任务完成后及时办理结账报销手续。

6. 会计人员要及时清理债权和债务，防止拖欠，减少呆账。

7. 财务部门应与有关科室配合，定期对房屋、设备、家具、药品、器械等国有资产进行经常的监督，及时清查库存，防止浪费和积压。

8. 每日收入的现金要当日送存银行，库存现金不得超过银行的规定限额。

出纳和收费人员不得以长补短。如有差错，及时查找原因后，报领导审批处理。

9. 原始凭证、账本、工资清册、财务决算等资料，以及会计人员交接，均按财政部门的规定办理。

10. 组织全部门人员的政治理论和会计专业知识学习，不断提高经济管理水平。努力普及财务电子信息化的应用，提高管理水平。

二、收费管理制度

1. 护理院各项收费必须认真执行国家的物价政策，财会人员应严格按照标准收费，不得多收、少收或漏收。任何部门和个人不得巧立名目乱收费。

2. 门诊挂号处和住院收费负责相应的收费业务，其他各种收费由财务科出纳办理，其他任何部门和个人都不得向患者或单位直接收取任何费用。

3. 护理院的一切收入纳入财务科统一管理和核算，其他任何部门和个人不得截留，并且要加强监督和检查，保证做到当日收，当日清，票据规范、手续齐全。

4. 患者住院按规定缴纳预交金，对欠费的患者应及时向护理区通报，催促欠款患者补交预交金，以免造成欠费。

5. 患者出院，住院处根据出院通知单结算、收费或记账。

6. 交付现金要当面点清，唱收唱付，开出发票、收据，留有存根备查。

7. 交接班时现金必须当面点清，并钱账相符，如有不符需立即查找原因，及时解决。

8. 门诊及住院收费员应将每日收到的现金及支票于当天下班前向财务部门缴结，不得超限存放备用金。

9. 财务部门应加强对护理院收费的监督、检查，以确保护理院的收费符合各项管理规定要求。

三、收费票据管理制度

1. 护理院使用的各种收费票据管理由财务部门统一负责申印、购领、保管、发放与核销。其他任何部门不得自行印、购收费票据和结算凭证。

2. 按照内部牵制和定量控制的原则，财务科应指定专人负责收费票据管理工作。设置专门的票据库房，建立票据的入库、领用、结存登记制度。定期与领用部门、人员核对收费票据的领用缴销情况，及时催交长期未缴销的收费票据。

3. 护理院申印、领购的票据应严格按照规定的项目和收费范围限于本单位内使用。各类票据不得混用。任何部门或个人之间不得擅自相互转移、借用、代开和转让票据。

4. 建立、健全票据领用、缴销手续。票据领用人员必须是财务科指定的收费人员。票据领用时，必须详细登记票据名称、起止号码、领取日期，由领用人、发放人分别在登记簿上签字；计算机票据则由专人将领用票据输入计算机，由领用人使用。票据缴销时，应及时在登记簿上注明缴销日期和号码。

5. 对使用过的保存时间在规定年限以上的或尚未使用但已不再使用的票据的销毁，应书面报请主管部门批准，不得自行销毁。

6. 患者出院时，收费结算人员应向患者收回预收款收据。患者若遗失预收款收据，收费结算人员应要求患者出具相关遗失证明，经过审批后方可冲抵。

四、挂号、收费处管理制度

1. 挂号、收费处是护理院重要对外服务窗口之一，应提前到岗，着装规范，仪表端庄，耐心解释、答复患者询问，态度和蔼、语言文明，禁止在接待患者时接打电话或闲谈说笑，努力提高工作效率，减少患者排队等候时间。

2. 了解医学知识，熟悉物价及医保等方面的政策，指导就诊者挂号及完整填写门诊病历中各种信息。

3. 收费项目标准明码标价，正确执行收费标准，收据填写要项目齐全，字迹清晰，准确无误，备足零钱，不拒收大面额钞票或小面额钱币，唱收唱付，当面点清。

4. 自觉遵守财经纪律，流动资金不得超过规定数额，收款及时上缴财务，做到日清月结，如有不符，需立即查找原因，及时解决。

5. 妥善处理患者退款，凡退款者须持有关凭证，符合退款手续的方可退款，当日退款由原收费员退款，其余时间只要手续完备，任何收费窗口都应给予办理，不得推诿。

6. 工作时间不得擅离岗位，严禁室内会客，不得由非财务人员代替收费员开具收据，否则追查处理。

7. 提高警惕，加强防范，要做到人离加锁，注意安全，非工作人员不得进入工作场所。

五、住院处管理制度

1. 出入院患者统一由住院处办理手续，住院处应了解床位使用及周转情况，无空床时不得预先办理住院手续。

2. 办理入院手续须凭医生开具的住院通知单（证）、门急诊病历、医保卡、身份证等，仔细核对患者姓名、年龄、性别等有关信息，登记联系人的姓名、住址、联系电话等。

3. 所有患者入院前需办理入院手续，对一时不能安排入院的患者要耐心解释，必要时（视具体情况）可先安排入住后补办手续。

4. 按照规定收取预交金，随时掌握患者住院费用情况，并及时向护理区通报，催促欠款患者补交预交金，以免造成欠费。

5. 患者办理出院手续时，住院处应根据出院通知单结算，认真进行核算，开具账单及明细清单。现金要当面点清，唱收唱付。

6. 严格遵守国家有关财政规定，对住院收费进行监督，严格按价格标准收费，结算时要认真逐项结算，防止多收或漏收。

7. 保管好各种印章和会计档案及资料。

8. 每日下午必须将当日收取的现金及时送缴财务科。

六、退费管理制度

1. 护理院对诊疗过程中存在的退费须制定并执行退费审批制度，收费员不得在没有审批情况下自主退费。

2. 住院患者退费时，应向有关临床医技等业务科室负责人说明退费理由，由业务科室负责人确认并签字。

（1）涉及病房医嘱收费的退费，由主管病房的医师和护士长（或管床护士）共同签署退费说明、退费项目及退费金额。

（2）涉及住院检查、化验收费项目，由科室负责人在收费凭据上签署退费意见签名。

（3）患者未出院期间退费，由科主任审批，护士长处理医嘱收费项目的退费。

3. 门诊患者退费时，应向有关临床医技等诊治医生或科室负责人说明退费理由，确认可以退费的，在收费系统上进行退费操作，要求患者填写退费申请单。

4. 特殊情况办理退费或金额大于千元以上由财务部门负责人审批。

5. 退费申请者必须向收费人员提供原缴费凭证，审批手续齐全后方可办理退费。收费人员在办理退费时必须核对原始凭证和原始记录。

6. 退费单要写清退费原因、治疗项目及退费金额，并附已开具的病人票据报销联和科室核算联。

7. 对部分退费必须按程序办理审批手续，重新开具收据，收费员收回原开具的票据报销联和退费项目的核算联，保存本次收据票据的科室核算联，一并上交财务。

8. 因换发票发生的退费须经财务部门负责人同意，收费员收回原开具的票据报销联和核算联，重新开票时不得多开或少开金额。

9. 对发票遗失的退费需补开单位未报销证明，收费处人员在 HIS 收费系统中打印已缴费明细并经有关管理部门确认后再行办理退费手续。

10. 退费工作完成后，做好相关凭证的保存和归档工作。

七、会计档案管理制度

1. 护理院会计档案是指各种会计凭证、会计账簿、会计报表、财务计划，以及护理院的预算和经济合同等会计资料。具体包括：

（1）各种会计报表和金额明细表。

（2）各种会计账簿和经济管理的各种登记簿、登记本，以及其他备查记录本。

（3）各种原始凭证及其汇总表、各种记账凭证及其汇总表。

（4）工资、津贴和奖金的发放表册。

（5）门诊收费、住院收费和医疗费结算的各种收款收据存根。

（6）有关护理院内部的各种会计制度、规定、方法和各种文件汇编。

（7）会计人员交接表格。

（8）各种财务分析资料。

2. 会计人员要按照国家和上级关于会计档案管理办法的规定和要求，对各种会计档案，定期收集、审查核对、整理立卷、编制目录、装订成册，指定专人妥善保管，防止丢失损坏。

3. 会计档案的调阅，要严格办理手续，本单位有关人员调阅会计档案，要经会计主管人员同意。外单位人员调阅会计档案，要有正式介绍信，经会计主管人员或护理院领导批准。批准后，要详细登记调阅的档案名称、调阅日期、调阅人员的姓名和工作单位、调阅理由、归还日期等；同时调阅人员一般不得将会计档案携带外出，需要复制的，要经有关领导同意。

4. 对保管期满的会计档案，要按照档案管理办法的规定，由财会部门和档案部门共同鉴定，报经批准后，进行处理。

八、物价工作管理制度

1. 物价工作的重要内容是对护理院服务价格的管理，包括医疗服务价格的执行、管理，对新增服务项目收费价格的申报、备案等。

2. 认真贯彻执行物价部门、人社部门和卫生行政主管部门的有关政策、法规与制度，做到合法收费。

3. 根据《中华人民共和国消费者权益保护法》建立监督制度，对各项服务项目内容及价格做到明码标价，公布监督投诉电话。

4. 护理院设专职或兼职物价员，负责组织贯彻执行上级物价部门下达的物价政策及有关规定，并加强监督与检查。任何部门与个人都无权擅自立项或提高收费标准，不得分解项目重复收费。

5. 对新购设备、新增医疗项目或提供特殊医疗服务项目的收费必须按照卫生主管部门关于新增医疗收费管理规定和特殊医疗服务的管理办法的文件精神执行，未经申报不得擅自立项收费。

6. 加强经济核算，各科室应在保证医疗质量的前提下，不断提高工作效率，降低医疗成本，防止少收、漏收费的各种现象发生。

7. 坚持因病施治原则，合理检查，合理用药，合理收费，对使用昂贵进口药品管理按有关规定执行。

8. 定期组织有关方面进行物价检查，发现问题，及时改正。在职工中经常性地进行物价政策宣传与教育工作，以保证各项物价政策在各部门的顺利实施。

9. 加强对物价工作人员的业务培训，保证物价政策的正确执行。

九、医疗服务价格公示制度

1. 根据《中华人民共和国消费者权益保护法》《中华人民共和国价格法》及国家发展改革委员会等四部门《关于印发〈医疗机构实行价格公示的规定〉的通知》精神，护理院有义务向患者提供医疗服务项目内容及医疗服务价格的真实情况，并对医疗服务、医用材料及药品价格进行公示。

2. 医疗服务价格公示的内容包括：

（1）医疗服务项目名称、项目内涵、除外内容、计价单位、价格、价格管理形式、批准文号、政府指导价及实际执行价格等有关情况。

（2）医用材料价格公示的内容包括：医用材料的品名、规格、价格等有关情况。

（3）药品价格公示的内容包括：药品的通用名、商品名、剂型、规格、计价单位、价格、生产厂家，主要的中药饮片产地等有关情况，并应明示是否为列入国家基本医疗保险药品目录的药品。对实行政府定价的药品，还应公示其最高零售价格及实际销售价格。

3. 护理院按照物价部门批准的医疗服务、医用材料及药品价格标准，在院内醒目位置，包括门诊挂号收费处、住院处、药房、护理区等处予以公示；大型医疗设备价格标准应在检查、治疗场所单独公示。

4. 公示形式包括公示栏、公示牌、价目表（册）、住院费用结算清单、电子触摸屏、电子显示屏等方式进行公示。

5. 公示要以"竖得起、看得清、留得住"为原则，做到项目齐全、内容真实合法、标示醒目、字迹清晰，长期固定设置在收费场所或方便群众阅知又不易损坏的地方。

6. 公示内容不能随意删减，并实行动态管理；对变更的价格及收费项目和标准，应由相关责任部门根据上级文件精神及时变更。

十、收费系统故障应急处理预案

1. 突发收费系统故障处置工作内容包括：全院网络故障处置、全院意外断电故障处置，以及医保系统故障导致停运处置。

2. 处置工作流程和要求

（1）当遇到网络故障时，收费处应在第一时间通知信息中心或信息管理人员；如意外断电故障通知工程维修值班人员。

（2）立即上报有关管理部门。

（3）了解问题解决需要的大致时间，向患者解释清楚，做好手工挂号、收费准备。在故障发生15分钟仍未解决的情况下开启挂号收费应急程序。

3. 系统故障时门诊挂号、收费工作流程

（1）在窗口有明显的告示。

（2）停止网络计算机系统的所有操作，转入手工工作流程。手工填写电脑挂号单即应急双处方（门诊号、科别），收取现金后加盖挂号员印章。

（3）患者凭加盖挂号员印章的双处方到相应诊室有序就诊。

（4）对（医保持卡）患者按自费处理。在系统恢复后5个工作日内（到护理院按照正常诊疗流程挂号、记账收费）换发票并退费。

（5）网络正常后，各工作站均要检查计算机操作是否正常，要认真核对手工凭证、票据号并及时将手工记录信息补录在计算机内，校验数据的正确性，进入正常操作。

4. 系统故障时住院登记、结账工作流程

（1）系统故障时，转入手工工作流程。

（2）急需办理入院登记的患者，凭住院通知单交纳住院预交金，手工开具"预交金收据"并加盖收费记账专用章。

（3）患者凭已加盖收费记账专用章的"预交金收据"、住院通知单及门诊病历，先到护理区住院，系统恢复后补办入院手续。

（4）需结账出院的患者，做好相关解释工作，并将出院患者信息做好登记，通知相关护理区因故障暂时无法办理出院手续。患者先出院，系统恢复后，通知患者办理出院手续。如有欠费则要求患者缴纳相应押金。

5. 遇医保故障15分钟仍未修复时，医保患者先按自费处理，告知患者在系统恢复后5个工作日内到护理院按照正常诊疗流程挂号、记账收费，换开发票并退费。

第八章 安全管理工作制度

一、安全保卫管理制度

1. 护理院实行院长领导下的安全责任制，各部门、科室实行逐级安全责任制。院长为安全第一责任人，各部门、科室、班组的负责人对所属范围的安全保卫工作负责。安保办具体负责组织实施全院安全保卫工作。

2. 必须贯彻"安全第一，预防为主，消防结合"的方针，制定并明确各岗位的安全责任和相关职责，签订"安全责任书"，做到任务明确，职责清楚，层层有人抓，时时有人管。

3. 各级责任人都要切实履行安全保卫职责，制定并实施安全管理工作计划，定期进行安全检查，及时发现并采取措施消除安全隐患。

4. 定期对员工进行安全教育，普及相关知识，培训安全观念，让员工知晓本岗位有什么安全隐患，懂得预防措施。

5. 建立由各科室人员组成的院义务消防队，定期组织消防知识、规章制度学习活动，每个队员做到能宣传、能检查、能及时发现和整改火灾隐患，维护保养消防器材。

6. 护理院所有的消防器材责任人为兼职安全员，各种消防器材要做到：不准将消防器材移作他用（即"一不准"），勤检查、勤清洁、勤维护（即"三勤"），定人保管、定位置、定期更换药物（即"三定"）。

7. 安保部门实行 24 小时值班制度和每日现场检查交接班制。每日对护理院进行值班巡查时，将护理区、财务部门及存放保管麻醉药品、一类精神药品的库房、药房存放点的安全作为重点巡查，并认真填写值班巡查记录，发现问题及时报告有关部门。

8. 各部门、科室日常各项管理

（1）各部门、各科室每天下班前，要关闭电源，关好门窗，进行安全检查，发现问题不排除，不得离岗。上班后，立即对责任区的门窗、水、办公、生产设备等进行周密检查，发现异常情况，立即向上级报告。

（2）护理区要设醒目的防火标志，任何人不准带火种进入护理区、库房，护理区和库房内禁止吸烟。

（3）护理区、仓库及宿舍内严禁擅自乱拉、乱接电源线路，不得随意增设电气设备，如需改变或安装线路，必须由持合格证的电工负责。

（4）电器设备应保持清洁，配电箱、柜内应保持干燥，不得有灰尘堆积，不准堆放物品，各电器设备的导线、接点、开关不得有断线、老化、破损，禁止使用不合格的保险装置。

（5）凡是能够产生静电引起爆炸或火灾的设备、电器，必须设置消除静电的装置。

（6）消防设备、器材的周围，原则上不准堆放杂物和挂放其他物品，不准堵塞消防通道。保证安全通道畅通。

9. 一旦发生火灾、爆炸等突发事件时，相关部门人员应立即采取果断的应急措施，迅速扑灭火灾，疏散人员，如发现火灾等事故无法控制时，应立即拨打"119"火警电话报案。

10. 对于违反操作规程，不遵守安全制度，造成事故、火灾等情况酌情给予经济、行政处罚，严重者追究法律责任。

二、消防安全教育、培训制度

1. 护理院应当在院内合适的位置设置固定消防宣传栏。

2. 明确消防教育培训主管部门和专（兼）职消防宣传教育培训人员。

3. 消防宣传教育培训人员应当经过公安机关消防机构培训，具备消防宣传教育培训能力。

4. 员工上岗、转岗前，应经过岗前消防安全培训合格。在岗人员每半年进行一次消防安全教育培训并做好记录。

5. 护理院应当购置或制作书籍、传单、手册、报刊、杂志等消防宣传教育培训资料，悬挂或张贴消防宣传标语，采用展板、专栏、广播等形式进行消防安全培训教育。

6. 对重点工种人员进行专门培训，做到持证上岗。单位、部门对所组织培训的时间、内容及接受培训人员进行认真详细的记录并存档。

7. 护理院消防安全责任人、管理人及员工宣传教育培训内容包括：

（1）消防法律法规、消防安全制度、消防安全操作规程等。

（2）本护理院、本岗位的火灾危险性和防火措施。

（3）消防设施、灭火器材性能、使用方法和操作规程。

（4）报火警、扑救初起火灾、应急疏散和自救逃生的知识、技能。

（5）护理院安全疏散路线，引导人员疏散的程序和方法。

（6）灭火和应急疏散预案的内容、操作程序。

（7）消防安全"四个能力"建设需要的其他内容。

三、消防设施、器材维护管理制度

1. 消防设施、消防器材系扑救火灾的专用设施，由安保办统一管理，未经批准任何人不准随便乱动或移动位置，违者按《消防法》和 61 号令规定等有关法律、法规规定，从严处理。

2. 消防器材、消防栓、消防设施周围应保持整洁、通畅，周围不得任意堆放物品妨碍使用。

3. 不定期对疏散指示、应急照明设施进行检查，如有损坏及时更换，对故意损坏疏散指示、应急照明等设施的，依照相关规定从重处罚。

4. 火灾自动报警系统和自动喷淋水系统要定期维保，确保有效完好，并有维保情况记录。

5. 消防设施及消防设备技术性能的维修保养和定期技术检测由安保部门负责，每月按时检查了解消防设备的运行情况，查看运行记录，听取值班人员意见，发现异常及时安排维修，使设备保持完好状态。

6. 消防器材管理

（1）安保部门每年定期对灭火器进行普查换药。

（2）安保部门定期巡查消防器材，保证处于完好状态。

（3）安保部门对消防器材应经常检查，发现丢失、损坏应立即补充。

（4）各科室的消防器材由本科室管理，并指定专人负责，发现消防器材有损坏、泄漏、丢失等问题时，及时向安保部门反映。

（5）布置在院内各定点的灭火器，凡在户外的，每当冬天来临前，必须认真做好防冻保暖工作。

（6）消防设施不足时，安保部门负责人应及时提出购置申请，经院长批准后，由采购人员到当地消防部门指定厂商购买。

四、科室消防安全责任制度

1. 科室负责人作为本部门的消防安全责任人全面负责本责任区的消防安全工作，认真执行安全、防火有关政策、法令及本院各项制度，并制定本科室消防安全制度或相关管理规定。

2. 认真落实本责任区的消防安全规定，经常检查和定期检查本科人员执行安全规定和安全防火情况，及时整改消防安全隐患。

3. 负责对本科室的工作人员和患者进行法制、安全、防火知识的宣传和教育，提高全员的法律意识和安全意识，积极组织科室人员参与护理院的消防安全演习及安全培训。

4. 负责督促消防安全员的日常消防安全工作，切实履行安全员的职责，保障本部门的消防设施完好。

5. 严禁在科室或护理区动用明火和违规使用自带电器，特殊情况需动用明火或大功率电器时，应按规定报安保部门审批备案。

6. 遇有火警时，立即报告院领导、总值班、安保部门，并拨打"119"火警电话，迅速组织本责任区所有工作人员进行火灾扑救和疏散人员工作。

7. 消防安全责任人对本责任区的消防安全负责，切实杜绝火灾隐患或火灾的发生，对本部门违反消防安全管理规定或相关制度而引发火灾的，除对当事人进行处罚外，还将按照护理院消防管理规定或相关消防法规对责任人进行处罚，情节严重的将依法追究法律责任。

五、禁火、动用明火审批制度

1. 护理院院内禁止使用明火。确需动用明火、电焊等作业时，必须事先填写"动火审批表"，经相关科室负责人及安保部门同意后方可动火，并认真采取防范措施。

2. 确因维修医疗设备、基建改造等特殊需要的，必须由动火科室按防火要求，主动逐项填写"动火审批表"，报主管部门、分管院长审批，经安保部门同意并签订安全责任书及缴纳安全保证金后方可施工。未经批准不准动火，否则有权停止其作业，没收工具，并进行经济处罚。

3. 施工方负责动火区域内的安全，施工人员持证上岗，严格电焊、气割等操作规定。作业前要清除周围易燃物，作业时必须遵守消防安全规定，采取相应的消防安全措施，配备相应的消防器材，未经申请，不得擅自动用护理院消防设施，作业结束清理火种后方可离开，防止动火区内遗留焊碴等火灾隐患。

4. 坚决贯彻《中华人民共和国消防法》，认真落实"谁主管，谁负责，谁用工，谁负责"的原则。各部门、各科室要严格执行动用明火的规定。

六、灭火及应急疏散预案演练制度

1. 护理院应制定灭火和应急疏散预案，并定期演练，以减少火灾危害。护理院消防安全管理人员负责制订灭火和应急疏散预案，并与义务消防安全员共同负责组织灭火和应急疏散预案的演练。

2. 灭火和应急疏散组织机构及分工

（1）指挥员：公安消防队到达之前指挥灭火和应急疏散工作，指挥员由护理院在场的职务最高者担任。

（2）灭火行动组：扑救初起火灾，配合公安消防队采取灭火行动。

（3）通讯联络组：报告火警，与相关部门联络，传达指挥员命令。

（4）疏散引导组：维护火场秩序，引导人员疏散。

（5）安全防护救护组：救护受伤人员，准备必要的医药用品。

3. 灭火和应急疏散预案演练程序

（1）报警和接警处置程序：发现火警信息，值班人员应核实、确定火警的真实性。发生火灾，立即拨打"119"报火警，同时，向护理院领导和综合办负责人报告，发出火灾声响警报。报警应讲明起火单位、部位、时间、护理院详细地址、可燃物质、火势等情况。

（2）应急疏散的组织程序：开启火灾应急广播，说明起火部位、疏散路线。组织处于着火层等受火灾威胁的楼层人员，沿火灾蔓延的相反方向，向疏散走道、安全出口部位有序疏散。疏散过程中，应开启自然排烟窗，启动防排烟设施，保护疏散人员安全。情况危急时，可利用逃生器材疏散人员。组织人员疏散时，应采取有效措施帮助无自主逃生能力的人员疏散。

（3）扑救初起火灾的程序：现场指挥员组织灭火行动组人员，切断有关电源，利用灭火器材迅速扑救，视火势蔓延的范围，启动灭火设施，协助消防人员做好扑救火灾工作。不能控制火情时，现场指挥员应立即下达所有人员撤离命令。

（4）通信联络程序：立即迎接消防车辆，并视情况与供水、供电、医院等单位联络，按预定通信联络方式，保证通信联络畅通。指挥员组织扑救初起火灾，利用灭火器材实施扑救。

（5）安全防护救护程序：安全防护救护组应当准备必要的医药用品，进行必要的救护，及时通知救护部门组织救护伤员，保证急需医药用品供应，有序开展救护工作。

（6）善后处置程序：火灾扑灭后，寻找可能被困人员，保护火灾现场，配合公安消防部门开展调查。

（7）指挥员组织填写事故报告。

4. 演练时，应当设置明显标识并事先告知演练范围内的人员。

5. 演练结束，应做好演练情况记录，总结经验，写出演练小结和评价，根据实际修订预案内容。

七、停电、停水应急处理制度

（一）停电紧急处置

1. 如提前接到停电通知

（1）在科室醒目的位置贴出停电通知，同时口头告知到每一位患者。

（2）提前退出医嘱处理系统，改成手工处理医嘱。

（3）检查除颤仪、监护仪、微量泵使用情况，并确认充电完备。

（4）冰箱中备用冰块，以备冷藏需低温保存的药品。

（5）应急灯应充好电，处于完好备用状态。

2. 如为晚夜间突然停电

（1）立即报告总值班，同时及时将患者安置在床上，以免因走动而碰伤、跌倒，并稳定患者情绪。必要时提供应急照明用具。

（2）检查使用中的监护仪、微量泵等仪器的使用情况。

（3）电话联系配电房，问明停电原因及送电时间。

（4）加强巡视，及时解决患者的需求，同时注意防火防盗。

（5）如果发现设备或线路有漏电情况，非电工专业人员不得靠近或自行处置，应请专业人员排除故障，尽快恢复供电。

（6）恢复正常供电后，检查各相关设备，确保各系统恢复正常运行状态。

（二）日常保障及措施

1. 定期进行安全用电知识、设备使用的培训，确保停电时能有条不紊、紧张有序地应对。

2. 各种仪器按要求充电，随时处于备用状态，掌握各种仪器蓄电池使用时间。

3. 冰箱中常备冰块。

4. 应急灯用后及时充电，并明确责任人与放置地点。

（三）停水紧急处置

1. 若供水部门事先通知或因管道故障突然停水：

（1）在科室醒目的位置贴出停水通知，同时口头告知到每一位患者，并号召节约用水，做好解释工作。

（2）帮助患者储水。

2. 根据停水时间采取措施。如停水时间较长，请后勤服务中心与消防部门联系，送水应急。

3. 停水期间检查所有水龙头是否关闭，防止恢复供水后出现漫水、资源浪费等情况。

八、氧气安全管理制度

1. 医用供氧分中心供氧和钢瓶直接供氧，中心供养系统由液氧罐、瓶装氧气汇流排（氧站）和管道组成。

2. 氧气是一种强烈的助燃性气体，严禁和油脂、烟火及其他易燃、易爆品接触。氧气的贮藏或存放，必须远离火源，配备消防设施，室外应设有禁火标志。

3. 氧气在贮藏、使用、搬运、存放过程中严禁撞击，以免发生爆炸。

4. 中心供氧站设立 24 小时值班制度，值班人员必须持证上岗，坚守岗位，严格按照医用中心供氧系统说明书进行操作。

（1）定期检查液氧罐和汇流排，记录液氧罐氧气压力。

（2）定期检查氧气管道有无漏气，做好记录。

（3）负责气源终端插拔失灵、气源终端漏气、阀漏气、管路漏气等故障的检修。

（4）非站内工作人员严禁操作站内设备及仪表开关。

（5）氧站内，严禁将氧气排放在室内，禁止将氧气作吹扫气体使用。

（6）定期测试报警系统工作性能，每天定时查看一级箱氧气输出压力和汇流排输出氧气压力，如有超压或欠压等异常现象，应立即查出原因并排除故障。

5. 中心供氧室的设备安装、调试、维修，必须由经过培训的技术人员或有资质的维修公司进行。

6. 氧气瓶的管理、搬运人员严格执行安全操作规程和安全制度：

（1）运输前，拧紧瓶帽、瓶阀口，并套上橡胶圈；瓶阀冻结时，严禁用火烤。

（2）氧气瓶运输使用专用小车，不得使用电磁起动机搬运气瓶。

（3）搬运、运输中应轻装、轻卸，防震、防倒、防撞击，严禁抛、滑、碰击气瓶。

（4）运输及使用人员须注意安全，不准吸烟，严禁将氧气瓶在日光下曝晒。

（5）氧气瓶的搬运安排专人负责，上岗前必须学习并掌握氧气管理规定及操作规程。

7. 护理院应加强氧气安全管理，对违反安全用气规定者，视情节轻重给予罚款或行政处分，如造成严重后果者，视情节轻重追究其法律责任。

九、放射防护管理制度

1. 护理院应对从事放射线工作的人员进行相关放射卫生标准与技术规范的

培训，提高放射工作人员对电离辐射防护安全知识，必须按法律要求定期接受检查，个人计量检测。

2. 放射诊断工作人员必须按要求具备相应的资质；在放射诊疗工作中应当遵守医疗照射正当化和放射防护最优化的原则。

3. 放射科工作人员工作期间应佩带个人计量仪，定期做健康检查，建立个人计量、职业健康管理和教育培训档案。

4. 各级各类人员应熟悉放射设备的主要结构和安全性能，确保设备安全，防止意外放射事件的发生。

5. 放射科 X 线检查室、控制室的辐射防护必须达到国家要求；科室定期组织对放射科诊疗场所、设备和人员进行放射防护检查。

6. 放射科诊疗场所必须设有电离辐射警告标志和工作指示灯；放射科诊疗场所必须配备工作人员和受检者防护用品。

7. 操作人员在放射检查前应关闭检查室门窗，无关人员不得进入检查室；确实因病情需要，必须陪同检查者，应给予必要的防护用品，陪同人员应尽量远离 X 线球管。

十、防恐、防盗管理制度

1. 在院内易发生盗窃案件、暴力事件的位置，安装监控器、报警器等安全防范设备。

2. 制定各种具体的安全防范规定，包括：办公室钥匙管理规定、财物安全管理规定、仓储管理规定、员工宿舍管理规定、护理院应急预案等，并按规定加强日常管理，发现可疑的人和事时及时进行报告，不因管理疏漏给犯罪分子可乘之机。

3. 定期对员工进行法制教育，加强员工的法制意识。在人员招聘和管理中，做好员工的思想品德考察工作，以保证员工队伍的纯洁，如发现有不适合的人员，则按有关规定进行调换或辞退。

4. 护理院发现有财物失窃情况时：

（1）接到报告人员（总值班、相关部门负责人、安保人员）须在第一时间到达现场，查看该房门是否有明显损坏或是被硬物撬开的迹象。

（2）开门进入房间后，须查看房内之物是否凌乱，行李或提箱橱柜是否被撬开。

（3）及时封锁现场，不准任何人进入，并报警。

（4）不可移动现场摆设，触摸任何物件，须用摄像机拍摄现场。

（5）观察有无形迹可疑人员出入，记录被窃物品价值、盗窃时间等。

（6）执法人员到达现场后，须协助其工作，为执法人员提供资料影印副本以做好内部调查。

（7）对所涉及的各部门人员进行调查并录取口供，同时对重点部位和个人进行严密调查。

5. 防恐应急处理预案

（1）获得事件信息的任何人都应当在第一时间向值班人员和院领导报告，并同时拨打"110"报警。

（2）值班人员或任何工作人员立即组织现场人员，不惜一切代价建立警戒线，使犯罪分子无法靠近患者及工作人员，防止事态扩大。

（3）院领导宣布护理院进入全面应急状态，立即实施应急救援行动。

（4）集结优势力量，携带防卫器械，与犯罪分子周旋，劝阻与制止犯罪行为，为警方援助赢得时间，在有利条件下设法制服犯罪分子。

（5）救护受伤工作人员和其他伤员。

（6）实施事件现场警戒，阻止无关人员进入护理院，维护现场秩序，防范别有用心的人肇事，引导外部救援人员进入事件现场。

（7）事件发生后，护理院应立即向上级主管部门报告。

十一、电梯安全使用管理制度

1. 电梯工均持证上岗，严格遵守电梯安全操作规程，定期复审。

2. 电梯不带病运行、不超载运行，电梯工每天上班时，应做一次简单的检查，在确保电梯无安全故障的情况下，方可正常运行。

3. 电梯工应了解、熟悉突发电梯故障的相应处理程序，电梯运行时如出现故障及停电时，应立即按停止按钮和警铃解救被困人员并报修。

4. 认真做好电梯日常检查和维护保养记录，保持梯门光亮整洁，轿厢清洁通风，沟槽无积尘，电梯设施完好。

5. 电梯安全乘坐须知

（1）请勿超载：超载则蜂鸣器响起，电梯无法启动，请最后进入轿厢的人退出。多余物品应自觉卸下，直到没有报警声为止。

（2）电梯内禁止吸烟、吐痰、乱扔杂物、乱涂乱画。

（3）请勿在电梯内跳跃、跑动。

（4）请勿用电梯运送超大、宽、长、重的物品。

（5）请勿强行开门或阻挡电梯自动关门。

（6）严禁使用电梯运载易燃、易爆、化学剧毒等危险物品及运送灌装煤气。

（7）乘坐人员应在电梯静止状态上下电梯，乘梯时不可将身体倚靠轿门。

（8）乘电梯时请勿捶门、撞门、敲击按键或用外力打开电梯门，要保持安静。

（9）电梯载运货物时，不允许超载、撞击、涂抹电梯；载荷应尽可能稳妥地平放于轿厢中心，避免载货运行中轿厢倾斜。

（10）不得敲击、推拉、硬掰、倚靠电梯内外门，不要在电梯门前、梯门处、轿厢内丢弃杂物或倒洒液体。

（11）不要将果核、石子等硬物丢弃在电梯上，也不要把伞尖等尖锐硬物伸进周围的缝隙中，更不要伸进梳齿板中。

（12）不允许开启轿厢顶安全窗、轿厢安全门来装运长物件。非电梯专业人员不要私自用钥匙或其他物品强行打开电梯门。

（13）电梯运载装修材料和垃圾时需适当打包后方可使用，堆放整齐均匀，使用完毕后必须做好电梯内的清洁卫生。

（14）若突发故障电梯停止运行时，请轻按电梯内紧急呼叫键，告诉主控室人员自己的楼层数。不要试图用砸门、撬门或转动门锁的方式打开电梯。

（15）如遇火警、地震等灾害时，请勿搭乘电梯，以免发生意外事故。

（16）严禁乘坐明示处于非安全状态下的电梯。

6. 不安全状态下的操作及注意事项

电梯在运行中发生下列意外情况，或乘坐人员应使电梯停止运行，并采取一些措施：

（1）电梯失控而安全钳未起作用时，或乘坐人员应保持镇静，并做好承受因轿厢或冲顶、撞底而产生冲击的思想准备和动作准备（一般采用曲腿、弯腰动作），电梯出现故障后，乘坐人员应利用一切通信设施（如"110"报警、警铃按钮、通信电话等）通知有关人员，不得自行脱离轿厢，耐心等待救援。

（2）发生地震时，应立即就近层停止运行。

（3）发生火灾时，操作人员应尽快将电梯开到安全楼层（一般着火层以外的楼层被认为比较安全），将乘坐人员引导到安全的地方，待乘坐人员全部撤出后，切断电源，并进行灭火救援。

（4）井道内进水时，一般将电梯开至高于进水的楼层，将电梯的电源切断。

（5）电梯失去控制时，应立即按下急停按钮，仍不能使电梯停止运行时，电梯内操作人员应保持冷静，切勿打开轿门跳出。

十二、禁烟工作制度

1. 为营造一个健康、文明的护理院环境，禁止所有人员在本护理院公共区域内吸烟，包括护理院的全体员工和在院患者以及家属。

2. 禁烟区域：各护理区及各部门的办公区域、走廊、会议室，以及规定禁止吸烟的区域。

3. 如有吸烟需要的患者，必须由专人（护理员）负责火具的保管和使用，并在专人陪护下选择到室外或指定的吸烟区吸烟，患者不得保管或私自使用火具（如打火机等）。烟头应熄灭后扔到垃圾桶，禁止随地乱扔烟头，如因烟头引发火灾而造成的财务损失，将追究当事人以及相关责任人（如护理员）的责任。

4. 所有工作人员有义务维护本管理规定，在办公室、会议室、工作场所不摆放烟具及与烟草有关的物品，并做到不敬烟、不劝烟，客人递烟婉言谢绝，提醒和劝阻来访客人不要吸烟。

5. 所有工作人员均有权利和义务要求在禁烟区域内的吸烟者停止吸烟，并向有关部门举报违反吸烟规定的人员，对违规人员进行处罚。

6. 组织开展控烟宣传和相关培训（包括劝阻技巧等），同时利用护理院网站、显示屏、触摸屏、展板等开展多种形式的控烟宣传和教育，开展控烟讲座、咨询等活动。

7. 鼓励和帮助吸烟职工戒烟，开展创建"无烟科室"活动，对主动戒烟并成功戒烟的职工给予表扬和奖励。对违反有关控烟规定的科室和个人给予通报批评和经济处罚。

第九章 综合保障工作制度

一、卫生工作管理制度

1. 护理院应保持环境清洁、舒适、整齐、安全，每个员工、患者及家属均有义务做好环境维护工作。

2. 护理院设有专门部门或配备专职人员负责环境保洁工作，建立清洁卫生制度和质量考核标准。

3. 保洁工作内容

（1）清除肉眼可见的积灰、斑点、污垢、油渍、垃圾等，用消毒剂对部分所清洁的物品进行消毒。保洁范围内无积灰、吊灰、蛛网，无痰、血、污渍，卫生间无异味、残留，保持洁净干爽，地面无积水、烟头、纸屑等。

（2）在清洁工作的同时，发现室内建筑、设施有所损坏，应及时报告有关人员。发现虫、鼠、蚁等立即上报并做好消杀处理。

（3）按《医疗机构医疗废物管理办法》及护理院有关规定，分类处理生活垃圾、污染垃圾及其他垃圾，用专用垃圾袋收集，不得混淆。垃圾达到包装物或容器的3/4时及时更换垃圾袋，不可满溢，垃圾桶周围无垃圾散落。

4. 清洁工作注意事项

（1）正在拖地或拖地结束地面未干时，在工作区域内显著位置放置"小心地滑""工作进行中"等告示牌，尽可能封闭工作区域。

（2）保洁员在工作时不要将工具任意堆放，以免影响其他人员工作或引起道路堵塞。

（3）保洁员在工作中不得任意拔去任何医疗器械或办公室的电源插头，对台面物品应征得同意后方可移动，清洁后物归原位，不得翻阅台面的资料、翻看、摆弄器皿及药品，不得碰撞或污染医疗用的器具物品或药品等物件。

（4）清洁办公室、会议室及患者房间时，尽量在不使用的情况下清扫，避免在人员进出高峰期间进行保洁，如有人正在使用，应先征得同意后再行清扫，作业时避免发出大的响声。

（5）各种清洁剂、消毒剂必须妥善保管。清洁工具须保持干净，每天清洗，保证所有的清洁设备表面无残留药剂，医疗用房使用的工具须每天消毒。

（6）为防止交叉感染，对不同区域的清洁工具按院感管理要求实行严格分类摆放和使用，用颜色、字标等方式进行区分，放置位置统一、规范，保洁工具专人专用。

（7）生活垃圾日产日清、无积存，对医疗废物分类定点收存，按有关规定处理，防止污染和交叉感染。

5. 全院员工应自觉维护医院环境和室内卫生，并做到：

（1）不随地吐痰、乱扔污物、抛弃废物和乱泼污水。

（2）在工作室内不存放个人生活物品或食品。

（3）各种车辆在指定地点有序停放。

（4）各部门按要求做好院内控烟工作，不在诊疗区域内吸烟。

（5）医疗废物按规定收集存放。

（6）不乱贴标语、宣传广告。

（7）向患者及家属宣传讲解卫生知识。

6. 各部门或科室人员对保洁工作质量有监督责任，将发现的问题及时反馈给有关管理部门。

7. 有关管理部门定期与不定期对全院的室内外卫生进行检查、考核、评比，认真抓好环境卫生管理工作。

二、医疗仪器设备管理制度

1. 护理院设有专门部门或配备专职人员负责管理全院所有的医疗仪器设备，根据不同要求分别建档、建账、编号、挂牌，并定期清查。

2. 凡有医疗仪器设备的科室，要逐机建立使用管理责任制，指定专人管理，严格使用登记，认真检查保养，保持仪器设备处于良好状态，随时开机可用，并保证账、卡、物相符。

3. 新进仪器设备在使用前均应由专职人员组织验收、调试、安装，属计量设备的在检测合格后投入使用；组织有关科室专业人员进行操作管理、使用和训练，在未熟悉仪器操作前，不得连接电源，以免接错电路，造成损坏。

4. 仪器使用人员要严格按照仪器的技术标准、说明书和操作规程进行操作。使用仪器前应判明其技术状态确实良好，使用完毕应将所有开关、手柄放在规定调整位置，在使用中若发现声音、气味、温度的异常变化，应立即停止使用，以免造成更大损坏。

5. 操作过程中操作人员不得擅自离开，发现仪器运转异常时，应立即停机，联系工程师，查找原因，及时排除故障，严禁带故障和超负荷使用和运转。

6. 发现仪器损坏或发生意外故障，应立即查明原因和责任，如系违章操作所致，要立即报告有关部门及院领导，视情节轻重进行赔偿或进一步追究责任。

7. 建立仪器设备维保制度，进行定期巡查及预防性维护。针对每种不同类型的仪器设备应根据生产厂家要求制定相应的预防维修计划。

8. 各种仪器的说明书、线路图等资料应指定专门人员建立档案，各科须用时，应办理借阅手续，有关科室如因操作维修经常使用的可复印副本。

9. 仪器室内要保持整齐清洁，外表螺丝紧固、零部件完整。要经常注意门、窗、水、电的关闭，下班前仔细检查，以确保安全。

10. 凡报废设备，由使用科室提出申请，按设备报废的规定执行。

三、计量器具管理制度

1. 护理院计量器具管理在上级计量部门的监督和指导下，按照《计量法》的要求和有关规定进行管理。全院使用的强制检定计量器具均须经计量检定合格后投入使用，并保证在有效期内。

2. 属于强制检定的计量器具应指定专人（计量管理员）负责管理与协调，建立全院强制检定计量器具台账，做好有关检定证书的保管。

3. 计量器具的采购一律按规定进行，必须有生产制造许可证标志，产品合格证标志，进口产品要有省级以上人民政府计量行政部门检定的合格证。

4. 对购置的医用计量器具必须有 CMC 标志，有产品合格证、生产许可证，验收合格后入库。入库时，要审查计量器具的型号、规格、精密等级、测量范围、计量性能等，以保证计量性能符合要求。

5. 做好强制检定计量器具的周期检定工作，在检定周期前一个月，发函通知检定单位来院检查，在计量检定员来院检定时，协助检定人员对计量器具的检测工作。

6. 检定合格的器具返回科室使用，并把检定结果反馈给使用科室；检定不合格的器具送修，修理后再次检定。新购置的强制检定计量器具须经检定合格后方可投入使用。

7. 各科室要组织学习计量器具的使用，掌握正确的使用方法，明确有关注意事项，严格按照操作规程使用，严禁胡乱调拨计量器具。

8. 使用时发现器具失准，使用人员应及时报修，并协助送交有关部门修理、检定。长期不使用的计量器具要申报停用，并向上级部门申报备案。

9. 检定不合格的计量器具，如无法修理或修理后检定不合格的，由使用科室填写报废单，经有关部门审批，结果通知计量管理工作人员备案立账，做到账物相符。

四、电器管理制度

1. 院内所有电器的配备均需要部门提出申请，并经工程技术人员进行用电安全审核后报院领导批准。

2. 加强责任管理，部门使用的电器由各部门负责人管理，公共场所的电器使用由指定部门或人员负责管理。相关管理部门随时巡查各部门电器的使用情况，对违规情况将按照规定给予责任人相应处罚。

3. 凡电器设备在使用中发生故障或异常现象时，应立即拔去电插头，切断电源，拨打报修电话并向科室负责人报告处理，非维修人员不得私自处理。

4. 电器设备要注意保护，防止进水，或接触酸、碱等液体，以免影响绝缘性能。工作人员湿手不得接触电器开关。

5. 使用电热器具的人员必须掌握设备性能，严格遵守操作规程和防火制度。使用电热器具完毕后和下班时，要进行安全检查，关闭开关，切断电源，消除火险后，方可离开工作场所。

6. 电热器安装要离开可燃建筑和可燃物体，必须放置在非燃烧材料的器具上，不准直接安装在桌子、台板等可燃物体上且操作人员要掌握消防常识，特别是化学危险物品火灾的扑救措施。

7. 严禁使用电饭煲、电炉、电磁炉等耗电设备。不得擅自改装、加装、拆卸供电设备，杜绝私拉、私接电源线和照明工具等违章行为。如有违反规定造成损失或事故，要追究相应责任。

8. 严禁在灯具、电扇、电脑机箱、显示器、电暖气等电器上搭载、覆盖毛巾等易燃物品。

9. 灯具、电扇、烧水壶等电器使用完毕后应及时关闭电源，以免长时间开机过热引起火灾。电器设备发生火情时，应立即拔去电插头或切断局部电源，并用干粉灭火器或沙子进行灭火。

10. 空调运行期间应关闭门窗，离开办公室时要关好空调，并做到严格执行国家有关空调室内温度控制设置标准，夏季不低于 26 ℃，冬季不高于 20 ℃。坚持每天少开 1 小时空调，房间无人超过半小时要关闭空调，下班前半小时提前关闭空调。

五、后勤维修制度

1. 护理院设有专门部门或配备专职人员负责对全院设施进行正常维护、检修，以保证全院各方面工作正常运行。

2. 后勤维修主要包括：

（1）维持配电房、风机房、水泵房、污水站等正常工作状态。

（2）院内建筑物（含门、窗等建筑辅助设施）及家具的维护、修理。

（3）院内所有水、电、风、空调的安装、维护、修理。

（4）院内除医疗设备外其他电器设备的维护、修理。

3. 定期对水电设施进行巡视检查，发现问题及时处理。巡视内容主要包括：

（1）检查门窗玻璃是否牢靠，门锁是否开关自如，螺丝是否松动。

（2）检查水龙头是否漏水。

（3）检查所有检修口是否盖上，是否有缺失，水电管井门是否关上。

（4）检查照明灯是否正常，排风扇是否正常，检查下水管是否畅通。

（5）检查空调是否正常工作。

4. 科室发现设施设备问题应及时报修，维修人员接到科室报修后，必须及时到现场检修，向使用者了解仪器发生故障的现象和原因，并根据情况进行急、缓处理。

（1）急修：凡属水管爆管、电线短路、下水道堵塞及其他紧急的维修，维修人员必须在第一时间赶到现场进行维修。遇到复杂情况应立即请示领导，采取果断措施，将损失减到最小。

（2）缓修：一般不易损耗的、不紧急使用的或因暂缺配件的均属缓修。缓修可根据具体情况酌情适当延后，但需要向使用科室作出合理解释，并告知修复的大概时间。

5. 院内原有安装的电源插座、保险丝、开关、灯具、冷热水管道、空调、阀门、龙头等未经院领导同意不得擅自拆除、移位、改动等。

6. 配电房、风机房、水泵房、污水站均属机房重地，非本部门工作人员不得随意进入机房，不得随意动用机房内设施、开关、电闸、阀门等。

7. 各机房管理严格按电力、劳动等部门有关各项规章制度执行。从事相关特种工作人员需持有相关工种上岗证。

8. 院内所有在用设备做好技术档案、维保年度计划和维修记录。新购置的设备进行开箱验收，对照装箱单、合格证以及备配件、产品说明书、资料统一存档。

六、物资采购制度

1. 护理院设有专门部门或配备专职人员负责对全院医疗设备、药品、医用耗材、办公用品、维修材料等采购管理。

2. 有规范和明确采购、供应和管理程序，科室和个人均不得擅自购置或签约，也不得采用先试用后付款的方式，私自接受供应商的仪器设备。

3. 所有购买的卫生材料、试剂、设备、药品等必须证照齐全，对证照不齐全的产品等一律不得采购。

4. 医疗设备、医用耗材的购置，需要查验"医疗器械注册证""医疗器械生产企业许可证""医疗器械经营企业许可证"，如有必要，查验产品委托代理证。危险品需另验："易制毒化学品经营备案证明""危险化学品经营许可证"。

5. 消毒产品另需提供"消毒产品生产企业卫生许可证""国家消毒剂和消毒器械卫生许可批件""消毒产品卫生安全评价报告""消毒产品卫生评价报告备案

登记表"。

6. 药品的采购管理必须认真贯彻执行《药品管理法》《医疗机构麻醉药品、第一类精神药品管理规定》《处方管理办法》《合同法》等法规和药品的各项质量管理制度，把好质量关，严禁采购伪、劣药品。

7. 药品采购的证照留验包括"法人委托书"、经办人身份证复印件、"药品经营许可证""企业法人营业执照""药品经营质量管理规范认证证书""药品质量保证协议书"。

8. 大型、贵重、精密仪器的购置，在购置前需对设备进行充分论证，并在充分进行市场调研、质量评定的基础上，按程序采购。

9. 采购人员必须熟悉所需产品的质量和要求，符合安全，并验证经营公司的产品资质证件，合格后方可按照《合同法》规定，签订有关订货合同。货到后与库房管理人员一同验收，及时办理入库手续。

10. 采购人员应及时了解药品、耗材等质量和库存情况，避免造成积压或脱销，对暂时采购不到的药品或其他材料应及时了解原因，向科主任汇报，并积极联系供货商组织货源，尽可能满足临床需求。

11. 加强合同管理，建立合同档案。合同及有关履行、变更和解除合同的往来文书等资料，必须归档保存。

12. 采购人员应妥善处理使用科室的投诉，对有质量问题的医用耗品等应及时报告有关科室负责人，并做好不良情况记录，为今后采购提供评估依据。

七、固定资产管理制度

1. 护理院固定资产实行归口管理、分级负责、责任到人的管理责任制。财务科设立固定资产总账和一级明细账，密切配合管理部门定期或不定期清点实物，核对账目，要求账实相符，防止物资积压、损坏、变质、被盗等情况的发生。

2. 固定资产范围，主要指一般设备单价在1000元以上，专用设备单价在1500元以上，使用期限在一年以上（不含一年），并在使用过程中基本保持原有物质形态的资产。单位价值虽未达到规定标准，但使用时间在一年以上（不含一年）的大批同类物资（单位价值在300元以上）也属固定资产范围，应按固定资产管理。

3. 固定资产

（1）房屋、建筑物：是指护理院拥有占有权和使用权的房屋和建筑物及其附属设施。

（2）专业设备：是指护理院根据业务工作的实际需要购置的专用专业设备。

（3）一般设备：是指护理院用于业务工作的通用性设备，如办公家具、交通工具等。

（4）其他固定资产：以上各类未包含的固定资产。图书参照固定资产管理办法，加强实物管理，不计提折旧。

4. 对各种固定资产物资建立明细账，固定资产实行三账一卡，物移卡移，严格执行采购、验收出入库、调拨、变价、报损、报废等手续。对调入捐赠或加工自制设备，亦应及时办理编入固定资产总账和明细分类账内。

5. 科室领用的各种固定资产，不得随意变动，如确因工作需要，在科室之间进行调配时，须经有关部门办理过户手续。

6. 相关管理部门定期组织对全院固定资产进行全面清查，发现余缺应及时作出记录，查明原因，提出处理意见，按报批手续报经院长批准后，进行账面调整，需追究责任者按有关制度规定处理。

7. 建立固定资产管理档案，房屋及建筑物的地质资料，设计、施工及竣工图纸，电器、水暖、安装路线等有关资料，应归档保存；大型、贵重、精密仪器参照有关规定执行。

8. 凡属固定资产管理的物资，须无偿调拨，折旧作价处理时，均须报经院长批准。

八、仓库管理制度

1. 护理院仓库存放的物资主要包括：一切医用消耗品、低值易耗品、办公用品、印刷品、劳保用品、机械维修品、被服类用品及存放在仓库的旧仪器等。

2. 采购、自置或捐赠的物品均需进行入库管理，采购人员应在物品到达后向仓库交接，库房管理员对入库物资要严格验收，对照发票或送货单，核对物资名称、数量、型号、有效期等，检查入库物资质量，一次性无菌耗材检查包装有无破损和污染。

3. 对直接送货至使用科室或安装现场时，采购人员应核验物品并向仓库保管办理交接。

4. 各种库存物品应分类放置，存放有序，道路通畅，标识清晰可见。保持仓库内清洁、干燥，确保物品不霉变，禁止存放杂物、易燃物、私人物品。

5. 仓库内物品应定期检查，保证物资在有效期内，如发现物品失效期在三个月内或长期（六个月）不领用的物品，应通知相关部门，提出处理建议。

6. 防止供应中断或积压浪费，在保证货物供应、合理储备的前提下，力求减少库存量。

7. 仓库保管员发放物资时应依据科室请领出库单进行发放，对于一切手续不全的领料，保管员有权拒绝发货，并视具体情况报告部门领导。

8. 仓库保管员要及时登记各种货物明细账，做到日清月结，达到账账相符、账物相符。

9. 保管员会同财务人员对库存货物进行定期盘点对账，发现盈余、短少、残缺，必须查明原因，分清责任，及时写出书面报告，提出处理意见，报告相关领导。

10. 仓库重地，与工作无关人员不得入内，严格执行安全工作规定，切实做好防火、防盗工作，保证仓库和货物财产的安全。

九、被服棉织品管理制度

1. 全院被服棉织品管理实行使用科室责任制，使用科室建有棉织品台账，各科室值班被服也建账在科室的棉织品台账上。

2. 各护理区被服主要包括：床垫、护床垫、棉被、夏被、毛毯、枕芯、床单、被套、枕套及病员服。配置数量根据床位数量及实际使用情况按基数配置。

3. 门诊诊室诊察床、检查科室检查床、康复科治疗床的枕芯、护床垫、床单、枕套、大浴巾或棉被按需配置。

4. 所有使用过的被服应装入护理车内放在科室的指定地点，由院洗衣工人或洗涤公司人员定期下收下送。清洁被服由院洗衣工人或洗涤公司完整打包送至各使用科室。

5. 被血液污染或传染性患者使用过的被服应放置于黄色塑料袋内，扎紧袋口，外贴隔离标志。遵循先浸泡消毒，后清洗的原则。被大小便污染的被服放置于黄色塑料袋内。

6. 科室需清洗的被服与洗涤下收下送人员应当面清点清楚，填写洗衣清洗清单，双方签字；下送干净被服时，与科室人员核对上次下收时的清洗清单，确认无误后签字。若有误差，须注明，等待清洗方查实归还。

7. 因清洗方原因导致被服缺失，科室应及时跟清洗方确认，若无法归还时，由清洗方将缺失品名及数量报院有关部门，按程序办理赔付手续，将缺失的被服补发给科室。

8. 科室因保管不善，导致被服缺失，需要补充基数时，需写申请，陈述理由。有关部门负责人审核签字后出库，费用从科室绩效费用中支出，个人原因导致的则按原价赔偿。

9. 破损的被服，洗衣房遵循修旧利废的原则，及时缝补，无法缝补的仍发回原科室。

10. 被服棉织品遵循以旧换新的原则进行更新。科室先与库房联系，与库管员共同清点破损的被服，确认数字后进行请领出库。破损的被服由库房回收统一处理。

11. 各科室需要加工特殊棉织品成品时，由加工人员核算所用布料，科室确认签字后，按程序办理物资购置与请领手续。

十、低值易耗品管理制度

1. 低值易耗品指达不到固定资产标准，又不属材料范围的用具设备（医用设备单价 1500 元以下，一般设备单价在 1000 元以下，均属低值易耗品范围）。主要包括：低值仪器、仪表、工具、玻璃器皿、生活用品、棉纺织品、炊事用品等。

2. 低值易耗品购置应由物资采购部门或专职人员根据市场情况和使用科室要求，进行市场调研，与信誉好的商家联络，采用招标或订购的方式，选购优质、低价且能够落实售后服务的产品，必要时由使用科室人员一同审验样品。

3. 低值易耗品入库前，必须及时认真组织验收，办理入库手续，验收时必须注意质量的检查，验收中发现问题应立即根据有关规定向供货或运输单位提出，及时办理退、换、或赔、补手续。

4. 使用科室领用低值易耗品后，应及时登记入账，并标明领用时间、保修年限、维护方式等。明细账、出库单和信誉卡等重要资料由科室负责人保管。

5. 对于小型器械或批量购买的、且科室不能一次领用的物品，其保修单和信誉卡应进行复印，复印件由使用科室保管，原件由归口管理部门负责保存。

6. 在用低值易耗品，应设立登记簿，定人保管，低值易耗品发生内部转移时，必须事先经单位财务部门及部门实物管理人签字后办理业务转移手续。

7. 低值易耗品发生报废时，由实物管理人和使用部门提出报废申请，列明报废低值易耗品名称、数量及报废原因（小型器械应交回报损物），经有关领导批准后，通知实物管理人及会计办理出账手续。

8. 库房低值易耗品的存放管理应做到存放有序、零整分开、账物对号、固定存放，便于收发和检查，严防损坏变质、丢失。

十一、办公用品管理制度

1. 护理院办公用品主要包括固定资产类办公用品、非消耗性办公用品和消耗性办公用品。本制度适用范围主要为：

（1）非消耗性办公用品，如：计算器、电话机、打孔机、笔筒、剪刀、纸刀、尺子、订书机、白板、文件夹、文件筐等。

（2）消耗性普通办公用品，如：笔记本、签字笔、圆珠笔、铅笔、记号笔、橡皮、胶水、胶棒、色带、复写纸、钉书钉、回形针、图钉、夹子、笔芯、墨盒、墨水、印泥、印油、复印纸、传真纸、水性笔、白板笔、回形针、大头针等。

（3）消耗性特殊办公用品，如介绍信、文件头、发文稿纸、院内公文信封，以及临床科室各种表单、台账本等。

2. 为减少办公用品不必要浪费，对办公用品实行按科室定额发放管理。以科室为单位按月领取，结余可结转。遇特殊情况另行审批、追加。

3. 对非消耗性办公用品根据员工的工作岗位及科室人数定额配置，由各使用部门或使用者管理，非消耗性办公用品如有损坏应以旧品换新品，员工离职前应如数交回或转交所领用的非消耗性办公用品。

4. 消耗性普通办公用品由相关管理部门在认真调查研究的基础上，结合实行消耗的统计分析资料及工作实际制定各科室定额计划，并报院领导审批后执行。

5. 消耗性特殊办公用品根据工作需要请领。相关部门应定期统计采购、库存、发放、使用情况，仓库内应保证合理的库存量，防止供应中断或积压浪费。

6. 各部对每月的办公用品量应在月初进行仔细检查预算，在月中确有特殊原因需要增加时必须由部门负责人递交书面的超支"情况说明"，报有关部门核查后再确认处理结果。

7. 根据护理院发展情况及结合各科室实际需求，适时对各科室办公用品定额进行修订，并由相关部门提出修改意见，报院领导审批后实施。

8. 所有领用的办公用品只限于在护理院工作时使用，不得挪作私用，如有违章者应给予处罚。

9. 员工应自觉爱护各类办公用品，如因不正当或不合理使用而损坏应照价赔付。

十二、仪器设备报废制度

1. 护理院应对部分技术落后、年久老化、破损故障等性能不良的设备实行定期报废制度。全院所有医疗设备由指定部门或人员统一办理报废及更新。

2. 医疗设备凡符合下列条件之一者可报废：

（1）医疗设备未达到国家计量标准，严重影响使用安全，造成严重公害又不能维修改造者。

（2）超过使用年限，结构陈旧，性能明显落后，严重丧失精度，主要部件损坏，无法修复者。

（3）严重污染环境，不能安全运转或可能危及人身安全或人体健康且无法修复和无改造价值的。

（4）原产品粗制滥造，质量低劣，不能正常运转又无办法改装利用者。

（5）属于有关部门发表淘汰的仪器设备品目及种类的，或性能单一，机器老化，不适于继续在临床使用的。

（6）核心部件损坏，配件奇缺或无维修价值的。

3. 拟报废仪器设备由使用科室填写"仪器设备报废申请表"，说明报废原因、数量，由相关部门鉴定，经有关院领导审核批准（属国有资产还需上级主管部门批准），方能办理报废手续。大型设备、精密仪器的报废，必须聘请有关专家、技术人员鉴定。

4. 经审核批准、报废、销账后，使用科室将报废仪器交有关部门作统一处理。其他科室和任何个人不得私自处理。

5. 仪器设备丢失、人为损坏按院有关规定由其责任人赔偿。

6. 设备因使用部门任务变动或因设备技术落后，需更新换代，而设备的主要功能存在，不符合报废条件的可调拨给需用科室。

十三、医疗废物管理制度

（一）医疗废物暂存地管理制度

1. 医疗废物暂存地应远离医疗区、食品加工区、人员活动区和生活垃圾存放场所，方便医疗废物运送人员及运送工具、车辆的出入。

2. 设有专用房间，避免阳光直射，不得露天存放医疗废物，防止渗漏和雨水冲刷。

3. 有严密的封闭措施，加盖、上锁，设立专人管理，防止非工作人员接触医疗废物。

4. 医疗废物日产日清，最多存放不超过 2 天。

5. 暂存地内部墙面全面贴瓷砖，以便清洁消毒，并有良好的防渗漏和防雨水、预防儿童接触等安全措施。

6. 每日用含氯消毒液（有效氯浓度 >1000 mg/L）对垃圾房的墙面及地面进行清洁和消毒，定期喷洒防蚊蝇、防蟑螂药物。

7. 医疗废物暂存地，设有明显的医疗废物警示标识、"禁止吸烟、饮食"的标识。

8. 禁止在非收集、非暂时贮存地点倾倒、堆放医疗废物，禁止将医疗废物混入其他废物和生活垃圾。

9. 暂存地与医疗垃圾处置中心的交接，按照危险废物转移联单制度填写，转移联单由后勤服务中心保存 3 年。

10. 医疗废物由暂存地转移出去后，立即对存放工具及暂存地进行清洁消毒。

（二）医疗废物收集员防护制度

1. 院内感染管理负责人及有关科室必须对新进保洁人员进行相关知识培训，从事医疗废物相关工作人员应当掌握的知识包括：

（1）熟悉本机构制定的医疗废物管理的规章制度、工作流程和各项工作要求。

（2）掌握医疗废物分类收集、运送、暂时贮存的正确方法和操作程序。

（3）掌握医疗废物分类中的安全知识、职业卫生安全防护等知识。

（4）在医疗废物分类收集、运送、暂时贮存及处置过程中，预防被医疗废物刺伤、擦伤等伤害的措施及发生后的处理措施。

（5）掌握发生医疗废物流失、泄漏、扩散和意外事故情况时的紧急处理措施。

2. 收集"医疗废弃物"时要戴工作帽、口罩、手套，穿胶底鞋、防护服。

3. 定期进行健康检查，每半年检查一次肝功能及乙肝表面抗原，必要时，对有关人员进行免疫接种，防止其受到健康损害。

4. 在工作中发生被医疗废物刺伤、擦伤等伤害时，应当采取相应的保护措施或清创，对创面进行严格消毒处理，必要时进行血源性传播疾病的检查和随访，并上报院有关部门。

（三）医疗废物运送交接制度

1. 各科室必须建立医疗废物交接登记台账，与废物处置工作人员进行交接登记，废物处置工作人员与护理院医疗废物暂存点进行交接登记。登记内容包括医疗废物的种类、重量或数量、交接时间以及经办人签名等项目。登记资料至少保存 3 年。

2. 医疗废物暂存处将医疗废物交由取得市环保局许可的医疗废物集中处置单位处置，依照危险废物转移联单制度填写和保存转移联单，并妥善保管。

3. 运送人员在运送医疗废物前，应当检查包装物或者容器的标识、标签及封口是否符合要求，不得将不符合要求的医疗废物运送至垃圾暂存地。

4. 生活垃圾袋内如混有医疗废物，可在黑色垃圾袋外加套一黄色垃圾袋，禁止从中捡出后再装入黄色垃圾袋内。

5. 医疗废物转运要求

（1）运送人员每天从医疗废物产生地点将分类包装的医疗废物按照规定的时间和路线运送至医疗废物暂存地。

（2）运送人员在运送医疗废物时，应当防止造成包装物或容器破损和医疗废物的流失、泄漏和扩散，并防止医疗废物直接接触身体。

（3）运送医疗废物应当使用防渗漏、防遗洒、无锐利边角、易于装卸和清洁的专用运送工具。

（4）在使用电梯运送垃圾时，禁止其他人员由电梯上下，运送结束后，对电梯及运送工具进行清洁、消毒处理。

（5）按要求与医疗废物收集员做好交接登记手续。

（6）每天运送工作结束后，应当用含氯消毒液（有效氯浓度 >1000 mg/L）对运送工具（推车及容器）进行擦拭或浸泡，运送医疗废物的专用车不得运送其他物品。

（四）医疗废物突发事件应急处理制度

1. 护理院应当按照《医疗卫生机构医疗废物管理办法》和《医疗废物管理条例》对医疗废物进行管理，制定并落实医疗废物管理的规章制度、工作流程和要求，防止医疗废物流失、泄漏、扩散，确保医疗废物的安全管理。

2. 如发生医疗废物流失、泄漏、扩散和意外事故时，立即向院有关部门报告，并在 48 小时内向所在地的县级人民政府卫生行政主管部门、环境保护行政主管部门报告；如因医疗废物管理不当导致人员伤亡时应当在 24 小时内向所在地的县级人民政府卫生行政主管部门、环境保护行政主管部门报告。

3. 如发生医疗废物导致传染病传播或者有证据证明传染病传播有可能发生时，应当按照《传染病防治法》及有关规定报告，并采取相应措施。

4. 发生医疗废物流失、泄漏、扩散和意外事故时，应当按照《医疗废物管理条例》的规定，采取相应紧急处理措施如下：

（1）确定流失、泄漏、扩散的医疗废物的类别、数量、发生时间、影响范围及严重程度。

（2）组织有关人员尽快按照应急方案，对发生医疗废物泄漏、扩散的现场进行处理。

（3）对被医疗废物污染的区域进行处理时，应当尽可能减少对病人、医务人员、其他现场人员及环境的影响。

（4）采取适当的安全处置措施，对泄漏物及受污染的区域、物品进行消毒或者其他无害化处置，必要时封锁污染区域，以防扩大污染。

（5）对感染性废物污染区域进行消毒时，消毒工作从污染最轻区域向污染最严重区域进行，对可能被污染的所有使用过的工具也应当进行消毒。

（6）工作人员应当做好卫生安全防护后进行工作。

5. 处理工作结束后，应当对事件的起因进行调查，并采取有效的防范措施预防类似事件的发生。调查处理工作结束后，将调查处理结果向所在地的县级人民政府卫生行政主管部门、环境保护行政主管部门报告。

十四、污水处理制度

1. 护理院各类污水来源：生活污水、含病原微生物的污水、含放射性物质的污水及含各种化学消毒剂的污水。

2. 未经消毒或无害化处理的污水，不得任意排放，应保证被污染的废水不直接流入公共下水道。

3. 污水处理由专人负责，严格按照加氯池内水容量，计算氯量，保证氯、水充分接触一定时间后方能排放，使处理后的污水经防疫站化验合格，符合国家规定标准。

4. 做好日常监测工作，按规定对水质进行监测并做好记录，粪大肠杆菌每月监测一次。污水经处理和消毒后，不得检出肠道致病菌和结核杆菌，总大肠杆菌菌群每升不得大于 500 个。

5. 加强净化设备和有关机械设备的管理及维修保养，对污水池进行定期清洗、消毒，确保污水处理设备运行安全可靠。

6. 遇到设备检修或其他原因需停止运行的，要及时向上级部门报告备案，并加强对排出污水的监督检测。

7. 自觉配合上级主管部门的监督抽样检测，每月 1 ~ 2 次采样检验，检验报告单保存完好，以供检查考核。

十五、膳食管理制度

（一）食品采购及验收制度

1. 护理院相关管理部门和人员在经过充分市场调研后，选择食品合格供应商，严格把好食品采购关，不符合卫生标准的食品不得采购。

2. 厨师长根据每天餐饮销售量和库存量合理编制采购计划，采购计划经有关部门负责人审核后，按照采购计划编制的品种、数量通知供应商送货。

3. 采购餐饮原辅材料，特别是其中的定型包装产品，必须优先采购同类产品中的知名品牌或大型企业的产品，以保证产品的售后服务及发生食品安全问题时应对能力，禁止采购假冒伪劣、来源不明产品。

4. 设有专人负责食品材料品种、规格和质量，以及材料数量、称重等方面的验收，厨师长和会计应分别对质量和数量进行审核，员工代表负责验收过程的现场监督工作。

5. 验收时应检查供货发票、数量、价格是否与实际数量相符，以及是否与采购申请单原辅材料数量相符。

6. 所有包装一律不得采用黑色塑料袋（或不透明包装）包装，凡使用黑色塑料袋（或不透明包装）包装的应要求供应商在验收前改换包装。

7. 凡水产品一律更换包装或容器后再称重。冰冻原辅材料如已化冻变软的，应视作不合格材料拒收。

8. 对原辅材料应对照供货清单的品种、数量等进行验收，未达标的原辅材料不予受理。

9. 对质量不符合规格要求或分量不足的原辅材料，坚决退换，并及时上报。

10. 对畜、禽、肉类等原辅材料，验收人员必须查验卫生检疫证，未经检疫或检疫不合格原辅材料拒绝受理。

11. 认真检查供货发票原辅材料价格是否与合同供货价格一致，如有所变动，及时上报。

（二）厨房仓储管理制度

1. 严格执行验收制度，一切购进食品必须由专门人员验收，经严格检查质量合格，并凭采购入库单查对后方能入库。发现数量不符及腐败变质物品，拒绝入库。

2. 出库物品必须由领料人填写出库单，有关负责人签字，库管员计量发放。出库原则为"先进先出、远进近出"，并严格按照拆散、称重及以旧换新等要求发料，杜绝跑冒滴漏。

3. 做好对仓库内原辅料的动态管理。做到账实相符，定期盘点，出入库相关手续及记录完备，有管理人员定期检查签字。

4. 所有食品应妥善保管，干食品保存于干货库房，对有异味或易吸潮的食品应密封保存或分库存放，易腐败的食物保存于冷藏室、冰箱或冰库内。

5. 库房干净整洁，通风干燥无异味，有防鼠、防蝇、防潮、防霉及通风等设施。定期对各类设施进行检查和维护，保证设施完好，正常运转。

6. 物品分类分区域摆放整齐，标识清楚、醒目。食品与非食品分开，不同性质的食品分开存放，做到离地隔墙，所有货架底板均离地 10 cm 以上。

7. 所有物品用标签注明品名、入库日期、保质期，标签醒目，字迹清楚，分类分色使用标签。

8. 瓶装的取消纸板箱，开架存放。散装、袋装物品均用透明有盖的食品盒上架存放。

9. 仓库应做好防火、防盗，库内禁止存放杂物、易燃物、私人物品，以及农药等物品。

10. 每月对库存进行查验和盘点一次，发现问题及时处理和报告。

（三）厨房定位定置制度

1. 功能分区：厨房按照原料进入、初（粗）加工、切配、半成品加工、成品制作的流程合理分区，食品加工处理流程按照生进熟出的单一流向，禁止食品的逆向流动，防止在存放、操作中产生交叉污染。

2. 标识定位：所有划分确定的功能区域、各区域内的设备、设施、工具、食品原辅材料、成品、半成品的存放位置不得随意调整，并在相应位置张贴明显的标识，标识实行分色管理。

3. 责任分工：根据员工工作分工及排班情况，将厨房各区域的安全责任及卫生保洁区域明确到人，实行"谁管理、谁负责"的安全卫生责任制，所有电气设备单独明确责任人，当班员工在下班前应将责任区域内的设备设施清洁、归位，保持责任区域安全卫生处于良好状态。

4. 警示标记：在所有高温、高压、有电、紫外线、易燃易爆、高速旋转、锋利的刀刃、重要开关，以及易发生碰撞、滑倒等危险部位必须标注警示标识。

5. 操作规程：在厨房各重点区域标注操作流程的关键要点，要求简洁、醒目，起到有效的提示作用。对于安全操作有一定要求的设备，必须标注相应的安全操作规程要点。

6. 容器存放：原材料、已清洗、已切配、动物性、植物性、水产、半成品、成品等不同类型的食品应使用专用的食品周转用容器来存放，分别采用不同形状、颜色、大小的容器加以区别，并标注名称、制作时间、责任人等。

7. 冰箱存储：冰箱内应做到分类摆放，原材料、半成品、成品分开，生、熟、荤、素、水产分开。冰箱内食品一律使用食品塑料盒存放，并设置明显的标签标注品名、生产日期，不得使用软性包装堆放。

8. 定位公示：在厨房的入口部位设置公示牌，标明厨房的功能分区、食品流向、设备定位、责任划分、危险点控制等信息。

（四）食品卫生制度

1. 按照《食品安全法》的规定组织有关人员参加食品安全培训，学习食品安全法律、法规、标准和食品安全知识，明确食品安全责任。

2. 建立并执行从业人员健康检查制度和健康档案制度。对需接触直接入口食品的工作的人员，严禁使用患有《食品安全法》规定的不得从事接触直接入口食品工作疾病的人员。

3. 建立并执行原料验收、储存管理、设备管理、不合格产品管理及加工过程安全管理等食品安全管理制度，保证食品卫生安全。

4. 建立食品档案、进货查验记录制度，如实记录食品的名称、规格、数量、生产批号、保质期、供货者名称及联系方式、进货日期等内容，或者保留载有上述信息的进货票据、记录，票据的保存期限不得少于 2 年。

5. 定期维护食品加工、储存、陈列等设施、设备，定期清洗、校验保温设施及冷藏、冷冻设施，定期校验计量器具，及时清理清洗，确保正常运转和使用。

6. 在食品粗加工、烹调加工等处理过程中，严格按照卫生制度和规范流程执行，防止在存放、操作中产生交叉污染。

7. 按照要求洗净、消毒餐具、饮具，并将消毒后的餐具、饮具储存在专用保洁柜内备用，不得使用未经消毒的餐具、饮具。

8. 建立厨房员工个人卫生制度，工作期间必须穿戴清洁的工作衣帽、戴口罩，严格进行双手清洗消毒等符合现场操作的人员卫生要求。

9. 发生食品安全事故后应当立即封存导致或者可能导致食品安全事故的食品及其原料、工具、设备和现场，在 2 小时之内向所在地区卫生行政部门报告，并按照卫生行政部门的要求采取控制措施。

（五）食品供应留样管理制度

1. 食品留样工作应安排专人负责，专人操作，专人记录。

2. 留样食品范围为每日经厨房加工后的所有主副食品，不得缺样。每个品种留样量不少于 100 g。

3. 购置与留样食品数量相适应的冷藏设施及留样工具，留样容器要大小适宜，便于盛放与清洗消毒。冷藏设备要贴有明显的"食品留样专用"标识。

4. 留样食品应按品种分别盛放于清洗消毒后的密闭专用容器内，在冷藏条件下（冷藏温度为 0 ~ 10 ℃）存放 48 小时。

5. 对留样食品的时间、菜名等其他留样情况进行详细登记、造册，负责人签字。对留样的记录情况，食堂负责人检查、签名，相关记录至少保存 12 个月。

6. 需周转使用容器时，必须认真清洗和消毒容器，防止交叉污染。

（六）住院患者膳食与营养管理制度

1. 护理院应设立专门部门或人员负责住院患者膳食与营养管理工作，满足住院患者各类饮食需要，不断提高烹调技术。

2. 患者饮食分为普食、半流质饮食、流质饮食、低盐饮食、低脂饮食、低盐低脂饮食、糖尿病饮食、低嘌呤饮食等。

3. 根据临床医生下达的患者饮食医嘱，配餐员协助患者点餐，及时了解饮食医嘱更改情况，保证正确执行饮食医嘱。

4. 厨房严格按饮食通知单配餐，对鼻饲流质、无渣饮食及其他有特殊要求饮食应安排专人负责。

5. 临床医护人员及护理员应了解患者的饮食情况，开饭时应当检查治疗饮食分发是否准确，发现问题及时解决。

6. 膳食营养管理人员应掌握各种饮食治疗原则，检查烹调技术，指导配餐工作，并应定期深入科室了解饮食情况，征求意见和建议，不断提高患者满意度。

7. 加强食品、蔬菜和厨具、餐具、运输工具的卫生管理，做到餐具每餐消毒，同时做好保温措施，保证饭菜供应及时。

8. 向患者及家属做好营养知识和食品卫生宣传教育，食用治疗饮食的患者，未经医师同意，不得食用自备食物。避免腐败变质的食物，防止食物中毒。

9. 尊重少数民族患者的饮食习惯，尽量满足患者的合理要求。

10. 炊事人员应定期进行健康体检，患有传染病者应及时调离工作岗位。

（七）厨房员工个人卫生制度

1. 厨房员工必须持有有效的健康证，每年进行一次健康检查，必要时进行临时健康检查。如患《食品安全法实施条例》第二十三条所列疾病应立即调离食品相关工作岗位。

2. 建立每日晨检制度。有发热、腹泻、皮肤有伤口或感染、咽部炎症等有碍食品安全病症的人员，应立即离开工作岗位，待查明原因并将有碍食品安全的病症治愈后，方可重新上岗。

3. 厨房员工上班前必须做好个人卫生准备工作，穿戴清洁的工作衣帽，头发不得外露，不得留长指甲、涂指甲油、佩戴饰物。专间操作人员应戴口罩。

4. 员工不得携带个人物品进入厨房，不得在厨房区域抽烟、就餐或从事其他可能污染食品的行为。

5. 员工工作期间应在指定区域集中饮水，在厨房内设置饮水区，使用规格相近的水杯并标注姓名，做到整齐、卫生。

6. 员工操作前应洗净手部，操作过程中应保持手部清洁，手部受到污染后应及时洗手。有下列情形之一的，应洗手并消毒：

（1）处理食物前；

（2）使用卫生间后；

（3）接触生食物后；

（4）接触受到污染的工具、设备后；

（5）咳嗽、打喷嚏或擤鼻涕后；

（6）处理动物或废弃物后；

（7）触摸耳朵、鼻子、头发、面部、口腔或身体其他部位后；

（8）从事任何可能会污染双手的活动后。

7. 冷菜间等专间操作人员进入专间时，应更换专用工作衣帽、佩戴口罩，操作前应严格进行双手清洗消毒，操作中应适时消毒。不得穿戴专用工作衣帽从事与专间内操作无关的工作。

8. 工作服应定期更换，保持清洁。接触直接入口食物的操作人员的工作服应每天更换。去卫生间前应在食品处理区内脱去工作服。待清洗的工作服应远离食品处理区。

（八）餐具清洗消毒制度

1. 所有餐具均必须按照要求洗净、消毒，并储存在专用保洁柜内备用，未经消毒的餐具不得使用。

2. 采用手工方法清洗的餐具应按以下步骤进行：

（1）刮掉沾在餐用具表面上的大部分食物残渣、污垢。

（2）用含洗涤剂溶液洗净餐用具表面。

（3）用清水冲去残留的洗涤剂。

3. 消毒方法主要包括物理消毒和化学消毒。餐用具宜采用热力消毒。在确保消毒效果的前提下也可以采用其他消毒方法。

4. 物理消毒包括蒸汽、煮沸、红外线等热力消毒方法：

（1）煮沸、蒸汽消毒：保持 100 ℃，10 分钟以上。

（2）红外线消毒：一般控制温度在 120 ℃以上，保持 10 分钟以上。

（3）洗碗机消毒：一般控制水温 85 ℃，冲洗消毒 40 秒以上。

（4）化学消毒：主要为使用各种含氯消毒药物消毒。

5. 常用化学消毒剂主要有：

（1）含氯消毒剂：包括漂白粉、次氯酸钠、次氯酸钙、二氯异氰尿酸钠、二氧化氯等，可用于环境、操作台、设备、餐用具及手部等的涂擦和浸泡消毒。

（2）碘伏：0.3%～0.5% 碘伏可用于手部浸泡消毒。

（3）新洁而灭：0.1% 新洁而灭可用于手部浸泡消毒。

（4）乙醇：75% 乙醇可用于手部或操作台、设备、工具等涂擦消毒。

6. 使用含有效氯浓度应在 250 mg/L（又称 250 ppm）以上的消毒液，餐具全部浸泡入液体中 5 分钟以上。

7. 餐具消毒前应洗净，避免油垢影响消毒效果。化学消毒后的餐用具应用净水冲去表面残留的消毒剂。

8. 消毒后的餐具要自然滤干或烘干，不应使用抹布、餐巾等擦干，避免受到再次污染。

9. 消毒后的餐具应及时放入密闭的餐用具保洁设备中存放。

（九）预防食物中毒注意事项

1. 食物中毒的常见原因主要有细菌性食物中毒、化学性食物中毒、有毒动植物中毒、真菌毒素和霉变食品中毒。各类食物中毒的常见原因如下：

（1）细菌性食物中毒：主要包括生熟交叉污染、食品贮存不当、食品未烧熟煮透、从业人员带菌污染食品、经长时间贮存的食品食用前未彻底再加热至中心温度 70 ℃以上、进食未经加热处理的生食品等。

（2）化学性食物中毒：主要指食用被农药污染的蔬菜，以及食品在加工过程受到化学性有毒有害物质的污染。

（3）有毒动植物中毒：食用有毒有害食品，如毒蕈、发芽马铃薯、河鲀等；食品中含有天然有毒物质，食品加工过程未去除，以及鱼、虾、蟹及甲鱼等水产品不新鲜都可能引起组胺中毒等。

（4）真菌毒素和霉变食品中毒：食用被某些真菌毒素污染的食物而引起的中毒，其污染食物有两种情况，一是谷物在生长、收获、贮存过程中受到真菌污染，真菌在谷物中繁殖并产生毒素；另一种是食物在制作、贮存过程中受到真菌及其毒素的污染。

2. 预防细菌性食物中毒，应根据防止食品受到病原菌污染、控制病原菌繁殖和杀灭病原菌三项基本原则采取措施，其主要措施和关键点有：

（1）避免污染：即避免熟食品受到各种病原菌的污染，如避免生食品与熟食品接触；经常性洗手，接触直接入口食品的人员还应消毒手部；保持食品加工操作场所清洁；避免昆虫、鼠类等动物接触食品。

（2）控制贮存温度：即控制适当的温度以保证杀灭食品中的病原菌或防止病原菌的生长繁殖。如加热食品应使中心温度达到 70 ℃以上。贮存熟食品，要及时热藏，使食品温度保持在 60 ℃以上，或者及时冷藏，把温度控制在 10 ℃以下。

（3）控制贮存时间：即尽量缩短食品存放时间，不给病原菌生长繁殖的机会。熟食品应尽量当餐食用，食品原料应尽快使用完。

（4）清洗和消毒：是防止食品受到污染的主要措施。接触食品的所有物品应清洗干净，凡是接触直接入口食品的物品，还应在清洗的基础上进行消毒。一些生吃的蔬菜水果也应进行清洗消毒。

（5）控制加工量：食品的加工量应与加工条件相吻合。食品加工量超过加工场所和设备的承受能力时，难以做到按食品安全要求加工，极易造成食品污染，引起食物中毒。

3. 预防常见化学性食物中毒的措施

（1）蔬菜粗加工时以食品洗涤剂（洗洁精）溶液浸泡 30 分钟后再冲净，烹饪前再经烫泡 1 分钟，可有效去除蔬菜表面的大部分农药。

（2）加强亚硝酸盐的保管，避免误作食盐使用引起的食物中毒。

4. 预防有毒动植物中毒措施

（1）严禁食用有毒有害食品，如毒蕈、发芽马铃薯等，以及误食有毒贝类、河鲀等。

（2）应避免食用被污染或腐烂变质的鱼、虾、蟹及甲鱼等水产品，同时避免烹调加工方法不当，未能将有毒成分破坏或去掉。

（3）避免豆浆引起的食物中毒，烧煮生豆浆时将上层泡沫除净，煮沸后再以文火维持煮沸 5 分钟左右，可使其中的胰蛋白酶抑制物彻底分解破坏。应注意豆浆加热至 80 ℃时，会有许多泡沫上浮，出现"假沸"现象。

（4）四季豆加热时间不够，其中的皂素等未完全破坏可引起食物中毒，烹饪时先将四季豆放入开水中烫煮 10 分钟以上再炒。

5. 严格把好食品采购和验收及食品在制作、贮存过程中各个环节质量，避免采购受到真菌污染品的谷物及其他原料，以及避免食物在制作、贮存过程中受到真菌及其毒素的污染，防范因管理不善引起食物中毒事件。

（十）食品安全应急预案

1. 在护理院应急管理领导小组领导下，统一指挥食品安全事故应急处置工作。一旦发生食品安全事件（事故），立即报告有关部门和领导，并按应急流程处理。

2. 保护现场，封存剩余的食物或者可能导致食物中毒的食品及原材料。

3. 对食物中毒者采取紧急处理

（1）停止使用中毒食品（饭菜）。

（2）采集病人排泄物和可疑食品等标本，以备检验。

（3）组织好对中毒人员进行救治，及时将病人送医院进行治疗。

（4）对中毒食物及有关工具、设备和现场采取临时性措施。

4. 对相关用品采取相应的消毒措施

（1）封存被污染的食品用具及工具，并进行清洗消毒。

（2）对微生物食物中毒，要彻底清洗、消毒，包括接触过引起中毒食物的餐具、容器，存储过程中的冰箱、设备，加工人员的手也要进行消毒处理。

（3）对化学性食物中毒要用热碱水彻底清洁接触过的容器、餐具、用具等，并对剩余的食物彻底清理，杜绝中毒隐患。

5. 上报卫生行政部门，查明污染原因。经检验，属于被污染的食品予以销毁。

6. 如污染原因不在本部门，则应立即通知该食品供应商，商店和加工厂等应将可疑食物封存。

7. 由相关管理部门牵头立即着手清查隐患，堵塞漏洞，组织有关人员进行全员培训，并对员工进行情况通报和教育，预防此类事件的发生。

第十章 护理院人员岗位职责

一、行政职能部门岗位职责

（一）院长职责

【工作概要】在上级主管部门领导下，全面负责护理院的各项工作，并进行有效地决策、计划、组织、指挥、协调和控制，持续改进管理工作，保证不断提高服务质量和水平。

【工作职责】

1. 依照国家和政府的有关法律与政策，在上级主管部门的领导下，全面负责护理院的工作，帮助、指导和协调各分管副院长完成各自工作。

2. 组织制定护理院中长期发展规划和年度工作计划，不断改革创新，有计划地搞好护理院建设发展工作，建立良好的工作秩序。

3. 建立健全各项规章制度、岗位职责和工作流程，不断加强科学化、规范化、标准化和信息化管理。

4. 负责组织全院员工的职业道德教育和院层面的行政查房等，督促全院各部门工作的执行，采取措施，保证全院工作高效、安全。

5. 根据人事制度相关规定，组织对全院员工的聘用、任免、奖惩、调动及晋升等工作。

6. 定期审查全院物资使用情况，检查督促财务收入开支，坚持财务审批制度，审查预决算，对于重大财务开支，组织院领导集体讨论决定。

7. 关心全院员工生活及福利待遇，不断提高全院的凝聚力。

8. 及时研究处理患者、家属以及员工对本院工作的意见和建议，不断提高服务质量。

（二）行政副院长职责

【工作概要】在院长领导下负责分管全院的行政、后勤等综合保障工作，准确、及时、有效地完成各项任务，使护理院的各项工作高效、有序、安全。

【工作职责】

1. 在院长领导下，负责护理院的行政管理和后勤等综合保障工作，定期检查、总结，并向院长和有关主管部门汇报。

2. 组织制定并贯彻执行全院的行政、后勤保障工作发展规划和年度工作计划。按期布置、检查、总结工作，并接受有关部门监督检查。

3. 负责组织实施以岗位责任制为中心的规章制度和工作流程的执行，并定期督促检查，严防差错事故的发生。

4. 负责协调各科室之间、患者与工作人员之间的关系，定期组织召开协调会议，及时解决存在问题，同时做好会议记录，定期向院长汇报。

5. 负责护理院后勤实施、设备的运行、维护及建筑物的维修管理，以及餐饮管理、环境清洁、绿化等工作，全面整合人、财、物、时间、信息资源，满足护理院各项工作需要。

6. 负责护理院安全保卫工作，落实各项安全措施，排除安全隐患，及时协调处理各种安全问题和应对突发事件，维护护理院正常的工作秩序。

7. 负责做好对外联络和院内外宣传报道工作，提高宣传质量。加强护理院文化建设，不断扩大影响力和知名度。

8. 负责院长授权或临时交办的各项工作。

（三）业务副院长职责

【工作概要】在院长领导下负责分管全院的医疗、护理、医技、教学和科研等工作，正确、及时贯彻护理院业务发展规划目标，执行各种规范要求，各项业务工作符合护理院整体发展需要。

【工作职责】

1. 在院长的领导下，分管全院的业务工作，定期检查、总结，并向院长和有关主管部门汇报。

2. 负责组织拟定全院各项业务工作制度，定期督促检查工作制度和操作规程的执行情况，不断提高服务质量。

3. 负责组织及检查医疗、护理、康复、社工服务等业务部门工作，定期分析各类业务指标，对业务科室负责人进行考核，并提出聘用及奖惩建议。

4. 负责全院质量管理工作，建立服务质量管理组织，不断完善组织体系、管理流程与制度，认真抓好质量管理和持续改进，及时发现管理工作的薄弱环节和质量的缺陷，并及时采取有效措施加以解决。

5. 负责组织制订并实施专业技术人员进修计划，以及护理员培训等专项计划，认真培养学科带头人。

6. 定期组织检查临床科研教学工作，组织开展新技术新项目，不断促进学科建设。

7. 负责全院患者健康档案和慢病管理工作。

8. 完成院长授权或临时交办的其他工作任务。

（四）办公室主任职责

【工作概要】负责护理院的办公秩序及行政事务管理，包括文秘、外联、接待、文档管理和应急管理工作，以及护理院宣传等工作。

【工作职责】

1. 在院长、分管院长领导下，负责协调医院行政管理工作的汇总和平衡，提出工作计划和日程安排，为院领导和各部门做好服务。

2. 协助院长和分管院长筹划护理院发展规划和年度各项工作计划并负责贯彻、落实，按时完成院内的各项工作任务。

3. 负责起草护理院综合性文件、单位公文和工作总结，统计填报上级要求报表，做好信息资料收集、公文收发、文件传阅、档案管理、通信报道等工作。

4. 负责院长办公会、院周会、院务会、职能科室会等各种会议的准备工作与会务服务工作，并做好会议记录，检查总结会议决议的执行情况。

5. 负责护理院文书处理工作，包括发文核稿、送签、文件的收发登记、转递传阅、立卷归档、保管、利用等文书档案管理工作，做好保密工作。

6. 管理院级印鉴，开具一切非医疗的对外证明。

7. 负责护理院工作需要的文件打印、复印、传真等文印室管理工作。

8. 负责做好外勤、通信联络、投诉接待、来访处理，以及做好视察、参观、调研来宾的接待工作。

9. 负责护理院网站制作与维护，各类公告栏、宣传栏、简介栏的制作与管理，以及与媒体的沟通联系等。

10. 负责护理院公车管理、工作餐管理、院内会议室管理，以及承办护理院其他临时性工作。

11. 完成院长临时交办的其他工作。

（五）人力资源部主任

【工作概要】根据护理院发展需要，负责全院的人事管理和人力资源配置管理，对全院人力资源进行统筹规划，落实人力资源工作政策、制度管理及相关规定的执行。

【工作职责】

1. 在院长、分管院长的领导下，负责全院的人事管理和人力资源配置管理。根据护理院业务需求和人员编制情况，负责院外招聘和院内人员岗位调整。

2. 按照国家的法律法规，完善健全护理院的人事制度，制定和执行考勤、奖惩、劳动纪律等相关规章制度。

3. 负责办理员工的招聘、调入和调离、退职、退休及请假、销假的手续，办理在职员工的辞职、辞退手续。

4. 按月做好考勤统计，掌握职工的出勤情况，按规定程序向有关部门及领导提供考勤信息，办理有关病、事、婚、丧、探亲、年休、保健假等手续。

5. 建立和实施职称和岗位管理制度。负责各类人员职称考试的审核、申报工作，负责办理院内职工专业技术职务晋升和护理员岗位考核、聘任工作。

6. 根据护理院业务发展需要，制定各类用人计划及培训计划；制定和实施薪酬制度和方案；制定职工劳动保护和福利待遇方案等，建立有效的激励和约束机制。

7. 按照国家规定，办理聘用合同的鉴定及各类保险的缴纳工作；负责办理全院职工的工资调整和各种劳保福利工作。

8. 协助院长、分管院长做好员工的人事调动、工作调整、晋升、奖惩等相关工作；做好年度考核工作，负责提出考核意见。

9. 做好全院在职人员信息录入统计工作及人员档案管理工作，按期完成人事统计及劳动工作的月报、年报工作。

10. 完成领导交办的其他工作任务。

（六）医务部主任

【工作概要】组织实施护理院医疗工作的正常开展，负责医疗质量管控、院感管理、医患纠纷处理、病案管理和医疗保险管理工作。根据医疗机构管理规范要求，贯彻落实各项管理制度，定期检查，采取措施，严防差错事故，持续改进医疗质量。

【工作职责】

1. 在分管院长的领导下，负责制定并贯彻实施全院医疗工作计划，负责起草医疗工作的有关文件及拟定相关业务计划，经分管院长批准后，组织实施，经常督促检查，按时总结汇报。

2. 根据国家颁发的有关规律、法规、规章、技术操作规程及常规，结合护理院实际，组织全院医务人员认真贯彻执行，定期检查，采取措施，提高质量，积极防范医疗事故和差错的发生。

3. 经常深入科室了解和掌握医疗工作信息，并及时上传下达，检查分析各科室医疗工作质量，协调好各业务科室的工作，保证全院医疗工作的正常运行。

4. 负责医疗工作的内外联系，承办来往公文，处理日常医疗事务，协调医生的排班。

5. 负责组织院内危、急、重症患者的抢救工作，组织完成上级下达的临时性医疗任务，负责处理院内会诊、转诊等工作。

6. 负责护理院医师麻醉药品处方权的审定及有关工作，督促检查药品、处方、医疗器械的供应和管理工作。

7. 负责处理与医疗工作有关的来信来访，向领导提出处理意见。对护理院发生的医疗事故进行调查，组织讨论，及时向分管院长汇报，充分维护患者和护理院的利益，公平公正，提出处理意见。

8. 做好医疗技术人员的业务训练和技术考核，不断提高业务技术水平，协助人力资源部做好卫技人员的晋升、奖惩、调配工作。

9. 负责管理护理院的医疗保险工作，做好与社保部门对接与医保费用管控，指导临床按规定合理检查、合理用药、合理治疗，确保患者的需求。

10. 做好护理院感染工作的预防、培训、监测与控制。

11. 负责抓好护理院的病案统计、病案保管、图书等参考资料的管理工作。

12. 完成领导交办的其他临时性工作。

（七）护理部主任职责

【工作概要】全面负责和主持护理院护理行政管理和护理业务管理，包括临床护理质量督查、护士及护理员管理，以及跨部门协调等日常工作，确保护理质量和患者安全。

【工作职责】

1. 在分管院长领导下负责组织实施护理管理工作，负责制定全院护理工作发展规划，包括工作计划、质量标准、工作制度和质量评价体系等，并督促执行，确保护理工作的正常开展。

2. 负责修订、完善全院护理常规、技术操作规范、生活照护规范和护理文件书写标准等，并严格督促执行，检查指导各科室做好基础护理和执行分级护理制度。

3. 深入科室，对抢救危重患者的护理工作进行技术指导，跟踪了解新入住患者生活习性，督查指导个性化生活照料及护理措施的落实。

4. 负责制定护理风险防范预案，定期组织召开护理安全工作会议，对护理工作中发生的差错事故及时进行分析处理，并提出改进措施。

5. 负责与行政后勤、医疗等部门紧密合作，协调与处理护理与其他部门的关系，以及护理与患者及家属的关系，协调解决护理工作的矛盾。

6. 主持召开护士长会议、护理骨干会议等各级护理人员会议，分析护理工作情况，并定期组织护士长、骨干相互检查、学习和交流经验，不断提高护理质量。

7. 负责拟订在职护士培训计划及落实措施，组织全院护理人员的业务技术训练，定期进行业务技术考核。建立护士技术档案，为护士的晋升提供依据。

8. 掌握全院护理人员工作、思想、学习情况，合理调配和使用护理人员，与人事部门合作做好护理人员的聘用、考核、奖惩、晋升等工作。

9. 负责全院护理员的管理，定期组织开展护理员业务培训；督促检查护理员工作落实情况，并定期组织考核。

10. 负责临床教学管理，积极组织开展护理科研及新技术的推广。

11. 负责护士执业注册管理、各学会会员注册管理。

12. 审查各科室提出的有关护理用品的请购、维修计划。

13. 完成院领导临时交办的其他工作。

（八）财务部主任

【工作概要】负责护理院财务预、决算编制和收入、支出、资产、货币管理以及财务分析、财务监督等管理工作。

【工作职责】

1. 在分管院长的领导下负责护理院的财务管理、物价、收费管理、会计内部管理、资产管理、捐赠物品的账务管理。办理日常会计业务，按要求及时报送会计月报、季报和年报。

2. 贯彻执行国家有关方针、政策、法律、法令，遵守财经纪律，认真做好财务监督和经济活动分析。

3. 制定并落实各项财务管理制度，合理组织收入，严格控制支出，合理安排和使用各项资金，做好医疗收费的管理工作。

4. 根据业务需求及时做好物价备案，严格物价管理，健全动态有效的价格管理体系。对护理院养老服务价格、医疗、康复和护理价格按相关物价管理规定执行，并按要求公示。

5. 结合护理院实际，正确编制年度财务预算表，加强经济管理，并会同有关科室做好成本核算管理工作。

6. 制定规范差旅费管理办法和报销手续，一切开支须有合法凭证并由经手人、验收人和院长签字后方能报销。出差或因公借支，须经院领导批准，任务完成后及时办理结账报销手续。严禁挪用公款，严禁以任何名义、任何理由将公款借给或变相借给个人。

7. 原始凭证、账本、工资清册，财务决算等资料以及会计人员交接，均按财政部门规定办理。

8. 配合护理院财产物资管理部门，定期对护理院的固定资产进行清点，对库存物资进行盘存，防止积压、浪费和丢失，做到账实相符，并做到合理使用、管理规范。

9. 加强会计内部管理工作，建立健全内部牵制制度、内部稽核制度、原始记录管理制度，以及会计人员轮岗制度和会计交接的有关制度等。

10. 做好护理院往来款项的管理，及时清理债权债务，组织催收欠费工作，防止拖欠，严格控制呆账。

11. 做好定额、有价凭证和收入凭证的保管、编号、领发、登记、销号等工作，严防丢失和错收错发。

12. 按国家有关规定建立档案并妥善保管会计凭证、会计账簿、会计报表和其他会计资料。

13. 协助护理院医保办认真做好医保政策的宣传解释工作。

14. 完成其他临时性工作。

（九）社工部主任职责

【工作概要】负责配合临床专业对全院患者心理、社会层面的评估、辅导；介入护理院内各类关系的协调；整合社会资源，策划组织活动。

【工作职责】

1. 在分管院长的领导下根据护理院及患者的需要拟定社工部年度工作计划，并按期总结汇报。

2. 负责制定并落实社会工作者的工作制度和工作内容。

3. 参与入住患者的综合评估，对有心理、社会问题的患者，组织与协调全院各部门及社会资源尽可能地为患者提供帮助。

4. 负责与社会各类组织和志愿者单位联系与沟通，组织各种社会公益性活动，以及负责义工队伍的建设和发展。

5. 制定并落实社工部人员的岗前和在岗专业培训计划，帮助社工提高职业素质及专业服务技能。

6. 定期对社会工作小组和社会工作者进行跟踪管理、工作检查、督导、考核，协助社工开展的工作，提供专业指导。

7. 负责全院康乐活动服务项目和内容的整体策划、组织及实施，持续提高患者的生活质量和满意度。

8. 负责与社会各类组织和志愿者单位联系与沟通，组织义工社会救助服务和各种社会公益性活动。

9. 负责患者对入住护理院的反馈，并整理和汇报。

10. 完成其他临时性任务。

（十）后勤保障部主任

【工作概要】负责护理院的物资供应，水、电、气等设备维护，职工办公及住院患者生活服务等后勤保障和安全工作。

【工作职责】

1. 在分管院长的领导下负责制定后勤管理和服务方面工作计划，制定完善各项规章制度、标准及实施细则，并组织实施。

2. 负责拟定护理院后勤保障部物资供应工作的专项计划，报院领导审查批准后组织实施。

3. 树立后勤工作为医疗、护理工作服务的思想，坚持下收、下送、下修，不断改善服务态度，提高服务质量。

4. 负责全院水、电、气的供应，餐饮管理、能源管理、污水处理、被服洗涤、供氧系统、宿舍管理、安全保卫及全院的节能减排工作，有关人员持证上岗，规范操作，做到安全、有序、到位，无安全事故，保证医疗护理工作的顺利进行。

5. 根据《南京市危险废物管理办法》，对一次性使用无菌医疗器械及其他医疗废弃物、生活垃圾分类处理，医疗废物运送交接符合规范要求。

6. 定期做好房屋设施维护修缮，定期检查空调、冰箱、电视等电器完好情况，对灭火器材、压力容器、电梯等设备做到定时巡查，按期年检。

7. 明确专人负责污水处理，并严格按"三废"处理要求进行工作，处理后的污水经疾控中心化验合格，符合国家规定标准，定期测定水质，并做好记录，定期采样检验，检验报告单保存完好，以供检查考核。

8. 负责全院的卫生保洁工作。根据需要准确核算人员配备和物耗标准，建立完善卫生保洁服务质量标准，对各保洁区进行检查考核，维持良好卫生环境。

9. 建立安全保卫组织，完善相关制度、职责及应急预案，按规范配备人员、设备、设施，定期组织安全演练，合理使用监控视频资源，确保安全无事故。

10. 加强员工宿舍的规范管理，给员工提供一个整洁、舒适的生活、学习、休息环境，保障员工人身安全。

11. 经常深入各科室了解有关部门的需要，研究工作中存在的问题，加强本科室与临床及兄弟科室之间的工作联系和协调。

12. 接到对后勤工作的相关投诉，要充分调查事实，并按规定流程处理。

13. 定期组织后勤人员学习相关业务，提高服务水平。

14. 完成其他临时性工作。

（十一）信息管理员职责

【部门】办公室

【工作概要】承担全院计算机网络的规范化、标准化工作，保障护理院信息系统的正常运行。

【工作职责】

1. 信息管理员在部门主任的领导下，严格遵守国家政策法规，严守机密，坚守岗位，分工明确，责任到人，保证计算机网络安全、正常运行。

2. 负责全院信息项目实施、维护和培训等工作。

3. 承担全院计算机网络的规范化、标准化工作，包括计算机网络及周边设备的选型，软硬件设备的选型，软硬件技术服务，计算机一次性消耗品的选型等工作。

4. 保障护理院信息系统的正常运行，对全院信息网络系统进行每周 7 天 24 小时服务。

5. 定期对原始数据作可靠备份，保证信息数据安全、可靠运行。

6. 加强对护理院信息数据的管理，保证护理院信息资源的完整、准确和安全，根据院内执业人员的资格，做好网络用户使用权限的设定和管理，落实信息保密制度。

7. 负责全院各相关科室信息资料的收集、整理和分析，提供各种数据和报表，通过院内规定的审核程序向上级主管部门报送。

8. 钻研业务，勤奋工作，互相切磋、交流、配合、提高，营造良好的学习、工作氛围。

9. 保护老人隐私，防止信息泄密，保证数据安全。

10. 信息管理员要保持通信联络畅通，确保出现小问题能及时解决，出现大问题能及时赶到现场进行抢修。

（十二）宣传员职责

【部门】办公室

【工作概要】负责全院的各类宣传报道工作的组织和落实、对外新闻宣传工作的日常管理和运作。

【工作职责】

1. 在院领导及部门主任领导下，负责宣传报道护理院工作亮点、重要会议、优秀事迹、教学科研及各项工作成果等，做好各类宣传工作的组织和落实。

2. 负责护理院对外新闻宣传（电视台、电台、报刊等）工作的日常管理和运作。

3. 负责护理院网站、微信、院报的管理与更新工作。

4. 负责各类大型文化活动以及各类重大节日的组织宣传工作。

5. 负责护理院各类形象标识、宣传单页、宣传展板的编审、设计工作。

6. 负责护理院通信员队伍的管理与培训工作。

7. 完成领导临时交办的其他工作。

（十三）院感管理人员职责

【部门】医务部

【工作概要】在分管院长及医务部主任的领导下，对护理院有关预防和控制感染工作进行检查和指导，对质控过程中存在的问题，提出改进意见与措施。

【工作职责】

1. 在分管院长及医务部主任的领导下，负责全院的感染管理与控制工作。

2. 修订和完善感染管理规章制度，并对制度的落实情况进行检查和指导。

3. 落实质量目标，对执行质量指标过程中存在的问题，提出改进意见与措施。

4. 对护理院感染及其相关危险因素进行监测，对发生状况进行调查、分析统计，并向分管院长报告。

5. 对护理院的清洁、消毒灭菌与隔离、无菌操作技术、医疗废物管理、传染病的感染控制等工作提供监督与指导。

6. 对医务人员有关预防护理院感染的职业卫生安全防护工作提供指导。

7. 对护理院感染暴发事件进行报告和调查分析，提出控制措施并协调、组织有关部门进行处理。

8. 对医务人员进行预防和控制感染的相关培训工作。

9. 组织开展医院感染预防与控制方面的科研工作。

（十四）会计职责

【部门】财务部

【工作概要】在财务部主任的领导下，及时准确地记载总账、明细账、台账等账簿，做到账物相等、账上相符。

【工作职责】

1. 在财务部主任的领导下负责全院的财务工作。

2. 认真执行《会计法》，遵守各项财务制度，做好会计工作。

3. 及时准确地记载总账、明细账、台账等账簿，做到账物相等、账上相符并做好各种财务报表。

4. 年终编制财务预算，年初进行财务决算，并及时报送有关部门。

5. 负责各项会计事务处理，做到科目准确，数字真实，凭证完整，

6. 装订整齐，记载清晰，日清月结，报账及时。

7. 及时、正确的编制各类会计报表，保证所提供的会计信息合法、准确、及时、完整。

8. 坚持财务审批制度，报销凭证必须有经手人和领导签字，对违反财务制

度的收付凭证，拒绝登账，并及时向领导反映。

9. 加强内控制度，对印章、空白支票实行印票分开保管制度，杜绝印、票由一人保管的现象。

10. 会计档案按照国家统一会计制度相关规定，定期整理归档。

11. 按时提供月、季、年度财务收支情况，认真执行固定资产的登记和管理。

12. 及时收回外面的拖欠资金，维护护理院的利益。

（十五）出纳职责

【部门】财务部

【工作概要】在财务部主任领导下，及时准确地记载现金、银行日记账，做到现金账账实相等、银行账账账相符。

【工作职责】

1. 在财务部主任的领导下及会计的指导下开展工作。

2. 认真执行《会计法》，遵守各项财务制度，做好出纳工作。

3. 认真做好银行存款及库存现金的收付，并随时记账，向会计提交银行存款及库存现金日报，做到日清月结。

4. 严格收费管理，对每日收入现金按当日送存银行，库存现金不得超过银行规定限额。

5. 严格核对报销单据，对手续不全单据，应当退回并要求补充、更正，所有单据经领导批准后方可报销。对违反财务报销制度的支付款，应拒绝报销。

6. 负责各种有价证券及收据的保管，按时做好工资、奖金、福利金、老人活动经费等发放工作。

7. 不准签发空头支票，不外借账户，按时到银行对账，保管好各种票据和各种账册凭证。

8. 保管好库存现金、有价证券、印鉴和收据，做好安全防范工作。

（十六）社工职责

【部门】社工部

【工作概要】落实完成全院康乐活动服务，以及社工的相关日常工作。

【工作职责】

1. 在社工部主任的领导下完成社工的相关日常工作。

2. 了解掌握患者及家属的生理、心理特点和家庭状况，主动发现服务对象的需要，采用合适的服务回应患者的需要。

3. 定期巡房，与患者进行交流，掌握最新动态。

4. 落实完成全院患者的康乐活动服务，提高老人的生活质量和满意度。

5. 根据患者的特点及护理院的文化，开展有针对性的具有社会工作专业内涵的服务。

6. 在组织患者活动及联系沟通过程中，若发现患者出现情绪波动等个案要及时跟进，及时完成文字记录并向主任汇报。

7. 做好外部联络、社会捐赠、社会实践工作的管理和登记工作。

8. 负责志愿者组织、义工组织和义工的日常管理工作。

9. 完成领导交办的其他临时性工作。

（十七）保安员职责

【部门】后勤保障

【工作概要】对进出护理院的人员及车辆进行管理，做好防火、防盗等安全保卫工作，定期巡视，确保院内安全。

【工作职责】

1. 在后勤保障部主任和保安部门主管的领导下开展工作，严格遵守护理院的各项规章制度。

2. 着装整洁、仪态端庄，对来访人员，要使用"您好""请问""您找谁，有什么事情"等文明用语，做到礼貌待人，文明执勤。

3. 对进出护理院的人员及车辆进行管理并登记，指挥进入护理院的车辆有秩序地停放，保持大门内外及院内通道的畅顺，谢绝无关人员进入。对违反护理院规定的人员有权指正或拒绝进入。

4. 负责收发报纸、来往信函、快递，必要时转达私人留言。

5. 对携带物品出院的人员及车辆进行检查，核对出院证明，对可疑人员、可疑物品应详细登记，对可疑物品有权扣留及移交有关部门鉴别、处理。

6. 做好防火、防盗等安全保卫工作，发现隐患、险情及时处理、报告。

7. 定期检查院内的消防设备、消防器材并作记录，对遗失或损坏的消防设备、消防器材及时上报。

8. 做好定期巡视工作，发现可疑情况立即上报，如隐瞒不报者后果自负。遇到恶劣天气时，要提前进行巡视，检查水电门窗等是否关闭，确保院内安全。

9. 协助处理各科室及患者的突发事件，必要时与治安、民警等单位联系，协助解决。

10. 做好当班及交接班记录。

11. 完成上级临时交办的任务。

（十八）维修工职责

【部门】后勤保障

【工作概要】负责各楼栋的各种机电、水、电、气、采暖、制冷等设施设备的综合维修与养护工作，保证各类设备正常运行。

【工作职责】

1. 在后勤保障部主任和部门主管的领导下开展工作。

2. 自觉遵守安全生产条例和操作规程，遵守护理院各项规章制度，服从主任安排。

3. 全面负责各楼栋的各种机电、水、电、气、采暖、制冷等设施设备的综合维修与养护工作，保证各类设备正常运行。

4. 了解和掌握院内房屋、地下等各种主要管道、线路情况，熟悉院内的供水、供电、智能设施、设备的情况，掌握相关设施操作程序和应急处理措施，严禁无关的人员进入机房等重地。

5. 按规定定时巡视设施、设备的运行情况，认真做好巡查记录和值班记录及交接班记录。

6. 接到维修通知，应立即赶赴现场进行维修，按轻重缓急顺序安排维修，力争维修项目不过夜，小修小补即刻完成。遇有抢修或急需，应加班加点及时完成。较大故障暂不能解决时，应向上级领导汇报。

7. 节约使用维修材料，保管好维修工具器材，降低维修成本、杜绝浪费现象，认真、详细填写维修工作记录。

8. 定期深入科室，听取科室意见，记录维修投诉情况，及时反馈，提高服务满意度。

9. 保持值班室、高低压配电房和水泵房、设备房的清洁及物品的有序摆放，做好安全管理工作，禁止各种违反设备房管理规定的行为。

10. 遇到突发停电或发生其他突发事故时，应从容镇定，按规定和操作程序及时排除故障，采取应急措施，同时通知相关人员协助处理。

11. 协助供电局、水务集团抄表确认用电、用水量，并进行月度分析对比，及时发现问题，杜绝浪费。院内总水、电表必须与相关部门核对准确无误，记载清楚备查。

12. 值班电话、手机保持畅通，随时听候调遣，确保突发的紧急情况及时维修。

13. 加强业务学习，提高维修技能。

14. 完成领导安排的其他临时性工作。

（十九）保洁员职责

【部门】后勤保障

【工作概要】负责规定范围内的卫生及保洁工作，确保环境的整洁。

【工作职责】

1. 在后勤保障部主任和部门主管的领导下，负责全院的清洁卫生工作，做到无卫生死角。

2. 尊重老人，爱岗敬业，有团队合作精神，遵守护理院的各项规章制度。

3. 定时清洁各诊室房间的桌、椅、门、窗、墙面、地面，及时清理诊室的污物垃圾。

4. 定时清洁医疗护理区房间内床、桌、椅、柜、设备带及门、窗、墙面、地面并保持清洁。

5. 负责医生办公室、值班室、治疗室的门窗、桌椅和墙面、地面和卫生间的清洁。

6. 保持护士站的桌、椅、吊柜、冰箱、水池及周边环境的整洁。

7. 保持走廊、门、窗、墙面、地面、扶栏及楼梯、电梯门等洁净。

8. 定期对微波炉、开水炉、冰箱、洗衣机等进行清洁、消毒并做好记录。

9. 负责工作服、床单被套等的外送清洗、接收清点并做好记录。

10. 按规定对尿壶、便器等进行清洁消毒，并做好记录。

11. 医疗垃圾和生活垃圾分类打包清理，负责污物车的清洗和保管。

12. 严格按照感染管理的要求，拖把分清洁区、半污染区、污染区放置，分开操作；扫床毛巾做到一床一巾；做好医疗垃圾的处置和交接工作，并做好记录。

13. 完成领导交办的临时性任务。

（二十）电梯工职责

【部门】后勤保障

【工作概要】负责电梯的综合管理，包括技术资料、档案的收集及维修记录等。定时巡视，确保正常运转。

【工作职责】

1. 在后勤保障部主任和部门主管的领导下开展工作。

2. 严格遵守国家相关技术法规和标准以及护理院的各项规章制度。

3. 负责电梯的综合管理，包括技术资料、档案的收集及维修记录等。

4. 每天对运行中的电梯、控制箱柜进行巡视检查，发现异常情况及时处理，不能处理的应立即电话通知专业电梯维修单位，并跟踪处理经过和结果。

5. 加强电梯机房管理，定期对电梯机房进行清洁打扫，以保持机房良好的工作环境，无关人员不得进入机房，如因工作需要必须进入，须由电梯工陪同方可进入。

6. 当电梯发生困人故障后，电梯工应立即赶赴现场，并及时通知电梯专业维保单位维修工，共同把乘客尽快救出并做好解释工作；电梯专业维保单位负责修复处理工作，如遇复杂情况，应及时报告上级领导。

7. 负责督促电梯专业维保单位对电梯进行日常维护和定期保养，配合电梯专业维保单位等相关部门对电梯进行年审、办证等工作。

8. 完成上级交办的各项临时性任务。

（二十一）绿化工职责

【部门】后勤保障

【工作概要】负责院内的绿化种植及管护工作，保持环境优美。

【工作职责】

1. 在后勤保障部主任和部门主管的领导下开展工作。

2. 遵守国家的法律法规和护理院的各项规章制度。

3. 负责护理院全院的绿化种植及管护工作，根据护理院的实际情况，提出绿化工作的合理化建议。

4. 根据季节，做好苗木的新栽、移栽、补栽、补种等工作，确保存活率。

5. 定期给花树苗木进行浇水、施肥、喷药、修剪等必要的管护。

6. 根据实际情况，及时除草、整地，保持环境优美。

7. 定期巡视，认真观察绿化植物的生长情况，发现异常情况，及时补救。

8. 认真学习绿化知识和绿化经验，理论和实际相结合，不断提高绿化专业水平。

9. 完成领导交办的临时性任务。

（二十二）食堂工作人员职责

【部门】后勤保障

【工作概要】负责全院的伙食供应工作，精心制作每餐饭菜，严格执行卫生制度，保持食品卫生。

【工作职责】

1. 在后勤保障部主任和部门主管领导下，自觉遵守院内的各项规章制度，负责全院的伙食供应工作。

2. 严格执行食品卫生"五四制"，严格操作规程。

3. 做好防火、防盗、防腐工作，物品摆放整齐有序，库存食品要按类摆放整齐，及时开窗通风，保持食品卫生，严防变质腐烂。

4. 增加饭菜花样，精心制作每餐饭菜，保证按时开饭，讲究饮食科学营养，不断提高烹调技术，提高烹饪水平。

5. 每周拟定食谱，公布上墙，主、副食多样化，所拟定的食谱，尽量适应老年人的口味。并根据食谱合理采购粮食，油、肉、菜等原料。

6. 准确掌握老人伙食标准及食堂收支情况，定期公布食堂账目。

7. 确保不出现采购霉烂、变质食物，防止食物中毒。

8. 严格执行卫生制度，保持室内整洁，严防老人食用不洁食品，做到餐厅的防尘、防蝇、防鼠工作，定期对炊具进行消毒。

9. 搞好个人卫生和自己所包干的区域卫生。

10. 完成领导交办的临时性任务。

（二十三）仓库管理员职责

【部门】后勤保障

【工作概要】完成各类物资的验收、入库、出库、保管等工作。定期盘点，按计划供应，满足需要。

【工作职责】

1. 负责完成办公用品、水电耗材、棉织品、低值易耗品等物资的验收、入库、出库、保管等工作。

2. 对库存物资定期盘点，建立账本，做到账账相符、账物相符。

3. 对常用物资应保持一定数量的库存，并做好清购工作。

4. 全面掌握各类物资保管储存要求，防止因保管不当造成的耗损。

5. 做好库房的防火、防盗、防潮、防鼠工作，非工作人员禁止入内，在库房内禁止吸烟。

6. 定期整理库房，保持清洁整齐干燥，物品分类摆放，标识清楚，近效期货品及时调换。

7. 经常深入各部门了解需求和使用情况，并做到按计划供应，满足需要。

8. 完成领导交办的其他各项任务。

（二十四）洗衣工职责

【部门】后勤保障

【工作概要】负责全院的床上用品、衣物等的洗涤、烘干、整理、修补、收发工作。做好登记，保证账物相符。

【工作职责】

1. 在后勤保障部主任和部门主管的领导下开展工作，严格遵守护理院的各项规章制度。

2. 负责全院的床上用品、衣物等的洗涤、烘干、整理、修补、收发等工作。

3. 严格按照洗涤、烘干机械操作规程作业，随时注意设备运行情况，发现异常或险情立即关机并通知维修部，同时向上级主管部门汇报。

4. 衣物在洗涤前应先检查，清除包裹在里面的杂物，在检查时如清理出个人物品，应交给主管处理，不得据为己有。

5. 洗涤前如有较重污渍应先作处理方可投入洗涤，并按衣物种类进行分类消毒、洗涤，保证洗涤、消毒质量符合规定（衣物消毒时间不得少于30分钟）。衣物进行烘干经检查符合要求后，分类折叠、存放。

6. 搞好洗衣房所属区域的卫生，随时保持设备、设施、工具的清洁和完好。

7. 收发衣物时做好登记，并和各部门做好交接，保证账物相符。

8. 不断进行学习，主动钻研技术，提高工作技能。

9. 完成领导交办的其他各项任务。

二、业务部门岗位职责

（一）客服部主任职责

【部门】客服部

【工作概要】全面负责护理院与客户之间的咨询、接待、沟通、协调工作，合理安排床位，满足客户需求。

【工作职责】

1. 在分管院长的领导下制定并组织实施部门工作计划和服务管理标准，并对服务工作规范和考核标准不断进行完善，按期总结汇报。

2. 负责做好客服人员的业务技能、服务标准、礼仪规范等带教及培训工作。

3. 监督指导客服人员进行工作，研究解决客服工作中遇到的问题，制定服务工作重点。

4. 认真听取客户的各种意见和建议，主动协调客户与护理院的关系，汇总分类客户投诉，定期提交客户投诉内容分析报告，并做好记录。

5. 对客服人员进行合理调配，做好患者的咨询、接待、入住、评估等工作，并记入客户档案内保管。

6. 全面了解护理院的入住动态及患者的信息和需求，合理安排床位，满足患者的需求。

7. 主动了解入住后患者的基本情况，协助做好家属的探望与沟通工作。

8. 保护老人的隐私，做好签订的协议材料等管理工作，及时完成，妥善保管。

9. 负责收集整理业务档案，定期进行客户回访，及时反馈各种信息。

10. 负责提供各项新增服务举措的建议策划，并负责组织实施。

11. 完成领导交办的其他临时性工作。

（二）科主任职责

【部门】医务部

【工作概要】全面负责和主持科室行政、医疗及院内感染管理工作，保证科室诊疗活动符合诊疗规范，确保科室工作安全有效地运行。

【工作职责】

1. 在分管院长及医务部主任的领导下，负责本科的医疗、教学、科研及行政管理工作。

2. 保证护理院的各项规章制度在本科室贯彻执行，制定具有本科特点、符合本科室发展规律的规章制度，经护理院批准后执行。

3. 保证科室诊疗活动符合诊疗规范，严防并及时处理医疗差错。

4. 制定本科室工作计划，组织实施，经常督促检查，按期总结汇报。

5. 定时查房，指导科室共同研究解决重危疑难病例诊断治疗相关问题，组织临床病例讨论。

6. 组织全科人员学习、运用医学先进经验，积极开展新技术、新疗法，组织科室开展科研工作，及时总结经验。

7. 指导下级医师的医疗、教学、科室工作，对下级医师进行理论指导和技术培养。

8. 领导组织本科人员的"三基"训练，定期开展本科室人员技术能力评价，提出升、调、奖、惩意见。妥善安排进修、实习人员的培训工作。组织并担任临床教学。

9. 完成领导交办的其他临时性工作。

（三）护士长职责

【部门】护理部

【工作概要】在分管院长、护理部主任领导下及科主任业务指导下全面负责和主持科室护理行政、业务及院内感染管理工作，确保科室护理工作及患者生活照料安全有效地良性运行。

【工作职责】

1. 负责本科室各种护理工作制度、护理常规、医德医风教育条例的健全，并定期组织学习、实施、检查和考核，对本科护理工作负有全面责任。

2. 根据护理部工作计划和质量标准，制定相应的科室计划，做到月有重点、周有计划，并组织实施。本科室工作安排合理有序，各种物品、药品及贵重仪器由专人管理。

3. 加强本科室的环境管理和基础护理，使患者安全、舒适。掌握护理单元工作动态，及时查看新入院、危重患者，有计划地检查医嘱执行情况，及时审修护理记录。

4. 负责做好科室质量持续改进，包括每日进行现场质量管理，重点了解护理人员对患者意外风险的防范意识及防范措施的落实情况。对科室发生的不良事件组织护理人员讨论、分析，制定改进措施。

5. 落实护理部对护士素质、服务态度、服务质量要求，使本科护士做到：仪表整洁大方，讲话和气耐心，服务热情周到。

6. 负责做好本科室护理人员的培训与考核，对护士业务学习计划做具体安排，并定期组织考试。

7. 负责做好科室临床教学管理，安排、指导护理教学工作，有教学计划，定期考试、考核，检查教学质量。

8. 负责科室护理科研学术活动，包括积极开展护理用具创新、循证护理、新技术新项目、护理论文、护理科研等。做好各种数据、信息记录，并及时上报护理部。

9. 每月组织一次工休座谈会，及时调查护理人员服务质量，对提出的问题及时处理，并有记录。

10. 协调医护、护理员和护患各种关系，加强本科室工作人员团结，调动本科护士积极性，并与有关科室做好协调工作。

11. 组织护理查房、疑难、死亡病历讨论。组织制定科室风险防范预案并组织培训。召开护理安全工作会议，及时分析、处理护理不良事件，提出改进措施。

12. 工作标准：工作高效、认真负责，严格履行岗位职责，保证临床各项日常工作质量达到护理制度规定的标准，并不断提高护理水平，满足患者的需要。

（四）客服部接待员职责

【部门】客服部

【工作概要】负责护理院咨询、评估和入住预约工作。

【工作职责】

1. 在客服部主任的领导下负责来访咨询者的接待工作和电话咨询工作，及时更新入住老人基本信息，办理变更手续，并传送至相关部门。

2. 负责咨询电话的接听、解释、登记等工作，以及负责接待来院参访人员，做到热情接待，语言流畅，重点突出，耐心服务。

3. 对咨询、来访者详细介绍护理院的基本情况及相关规定，了解咨询、来访者的需求，给予专业的指导。

4. 做好来电来访相关信息的统计，定期进行数据分析，并上报相关领导。

5. 负责入住前的评估工作，并做好和家属入住前的沟通，签署入住协议和风险告知，预约入住时间并通知护理区。

6. 协助办理入住手续，并将入住者送至护理区。

7. 主动了解入住后老人的基本情况，协助做好家属的探望与沟通工作，负责投诉接待，认真对待老人及家属提出的意见和建议，并将意见整理向上级领导汇报。

8. 负责对外拓展和护理院宣传资料的发放。

9. 协助财务人员、各护理单元做好入住老人的费用收缴和欠费催收工作。

10. 每班人员认真书写工作日志，对本班发生的重要事项应记录详细，做好交班。

11. 完成领导交办的其他临时性工作。

（五）医师职责

【部门】医务部

【工作概要】根据工作能力、年限，负责一定数量的患者医疗工作，开展门诊、巡诊、出诊、预防保健、健康教育、康复等工作。认真执行各项规章制度和技术操作常规，严防差错事故。

【工作职责】

1. 在科主任的领导下和上级医师的指导下，根据工作能力、年限，负责一定数量的患者医疗工作，担任门诊、住院、急诊的值班工作。

2. 根据护理院的情况，开展门诊、巡诊、出诊、预防保健、健康教育、康复等工作。

3. 对住院患者进行检查、诊断、治疗，并落实医嘱执行情况。

4. 及时完成住院病历、病程记录、出院小结等各项病历资料，向上级医师及时报告诊断、治疗上的困难及患者病情的变化，提出需要会诊或转院的意见。

5. 认真执行各项规章制度和技术操作常规，严防差错事故。

6. 做好社区居家护理服务工作，协助做好入户巡诊、入户治疗等工作。

7. 认真学习，运用医学新知识、新技术，在上级医师的指导下开展新技术、新疗法，不断总结经验，不断提高。

8. 积极参加在职继续教育，不断拓宽知识面，提高专业技能。

9. 完成上级交办的临时性任务。

（六）药剂师职责

【部门】医务部

【工作概要】严格执行查对制度，确保药品发放正确，保障患者的用药安全、有效，杜绝不良事件。按规定严格管理毒、麻、精神类等药品，严防差错事故。

【工作职责】

1. 在科主任的领导下开展工作。

2. 遵守国家药品管理的相关法律法规，遵守护理院的各项规章制度。

3. 按规定严格管理毒、麻、精神类等药品，严防差错事故。

4. 严格掌握药品价格，负责处方划价，确保准确无误。

5. 遵守医嘱发放药品，不得擅自修改处方。

6. 遵守职业道德，保持优良的服务态度，对患者做好药品的用法、用量和注意事项的解释工作。

7. 严格执行查对制度，确保药品发放正确，保障患者的用药安全、有效，杜绝不良事件。

8. 结合护理院的实际情况，负责拟定药品采购计划，药品采购符合规范。

9. 根据分工，负责药品的请领、分发、保管、报损、登记、统计等工作。

10. 定期检查药品，防止积压变质，如发现沉淀、变色、发霉、过期等问题，及时采取措施，并向上级领导汇报，妥善处置。

11. 保持药房环境清洁卫生，药品排放整齐，空气流通。

12. 完成领导交办的其他临时性工作。

（七）康复治疗师职责

【部门】医务部

【工作概要】严格遵守各项操作常规，确定治疗的种类、剂量、疗程。介绍康复的意义及注意事项，更好的发挥康复治疗作用。

【工作职责】

1. 在科主任的领导、康复医师的指导下，负责具体的康复治疗工作。

2. 严格遵守各项操作常规，进行治疗前负责患者的检诊，确定治疗的种类、剂量、疗程等，严防差错事故，保证医疗安全。

3. 注意观察患者的病情、治疗效果及各种反应，并及时向医师反馈，如有不良反应立即处理。

4. 负责向患者进行物理治疗、作业治疗等常识的宣教工作，介绍康复的意义及注意事项，更好的发挥康复治疗作用。

5. 负责各种治疗的登记和统计工作，负责各种康复设备的清洁、保养、清点和检查工作，使其处于完好状态。

6. 经常深入各科室，了解患者康复的效果、对康复工作的满意度，不断改进工作。

7. 积极参加院外学术活动及科内组织的康复小组学习、讨论活动，积极钻研业务，运用国内外先进技术和经验，开展新技术、新项目。

8. 担任一定的本专业的会诊、科研与教学工作。

9. 完成领导交办的临时性工作。

（八）针灸推拿师职责

【部门】医务部

【工作概要】在中医学基础理论、临床医学知识以及主要的现代医学基本知识的指导下，运用针灸、推拿诊疗患者的各科疾病，促进患者身心健康。

【工作职责】

1. 严格遵守操作规程，针灸推拿注意解剖位，防止发生意外。

2. 严格无菌操作，针具一人一用，防止交叉感染。凡留针者术者不得离开岗位，并注意观察病人变化，防止晕针、滞针和断针，如发生不良反应迅速处理。

3. 认真钻研业务，熟悉人体解剖部位和生理、病理作用，掌握中医理论和推拿知识，做到推拿手法熟练，运用自如。

4. 诊断明确、严格掌握患者的适应证及禁忌证，治疗前给患者讲解治疗过程中的反应，以取得患者配合。

5. 治疗前应洗手，剪短指甲，避免擦伤患者皮肤，推拿时压力均匀，并以病情需要和部位决定压力大小，一般均按"先轻—后重—再轻"的步骤进行，不得使蛮力。

6. 对伤残患者、行动困难或卧床患者，应给予床边会诊及治疗，急患者之所急，帮患者之所需，以极大的爱心，最大限度地帮助患者恢复身心健康。

7. 注意各种理疗治疗量，保证治疗效果，严防差错事故。

8. 做好针灸推拿的登记统计工作。

9. 参加针灸推拿科的科研讨论工作。

10. 完成上级交代的其他工作。

（九）营养师职责

【部门】医务部

【工作概要】负责采集老年人的健康信息，进行分析评估，制定个性化健康促进方案，做好营养知识的科普培训工作。

【工作职责】

1. 完成日常的营养咨询工作。

2. 与食堂对接，根据要求协助制定每周健康养生食谱。

3. 负责采集老人的健康信息，进行分析评估，制定个性化健康促进方案。

4. 根据老年人的体质、年龄、地区分析老人的饮食喜好，遵循各地区的饮食习惯，对老人进行饮食设计，制定营养调理方案，评价老人营养状况。

5. 对厨师制作过程进行监督和指导，严格执行营养膳食的质量标准及正确的烹饪方法，确保食品安全、营养和卫生等。

6. 组织安排食堂人员学习营养基础及食品卫生知识，做好营养知识的科普培训工作。

7. 为老人提供健康养生讲座及专题活动。

8. 完成领导交办的其他各项任务。

（十）放射人员职责

【部门】医务部

【工作概要】严格遵守各项操作规程和安全规则，负责患者的摄片、阅片工作以及机器的检查、保养和管理。

【工作职责】

1. 在科主任的领导下开展工作。

2. 遵守技术操作规程和安全规则，负责本科机器的检查、保养和管理。

3. 按照临床医师的要求，负责 X 线投照、洗片、阅片工作。

4. 负责机器附件、胶片等物品的请领、保管及登记统计工作。

5. 积极参加技术改进工作。

6. 完成上级部门交给的其他工作。

（十一）检验人员职责

【部门】医务部

【工作概要】严格遵守各项操作规程和安全规则，负责标本采集、处理、登记、技术操作、核对检验结果等工作以及仪器的日常维护保养，严防各种差错事故的发生。

【工作职责】

1. 在科主任的领导下开展工作。

2. 负责标本采集、处理、登记、技术操作、核对检验结果等工作。

3. 负责仪器的日常维护保养及定期检查校准，严防各种差错事故的发生。

4. 洗刷检验器材，做好消毒、灭菌工作，清理废弃污染物，保持科室卫生。

5. 负责科室检验材料的申领、报销等工作。

6. 积极参加继续医学教育，参与科学研究和技术革新项目，提高检验技术水平。

7. 参加检验质量控制工作。

8. 完成上级部门交给的其他工作。

（十二）责任护士职责

【部门】护理部

【工作概要】在护士长及科主任的领导下，负责患者的治疗、饮食、日常护理等工作，并协同护士长做好护理员的督促、指导和管理。

【工作职责】

1. 负责本组患者的责任制整体，根据患者病情、自理能力规范落实各项护理活动。

2. 负责患者的基础护理，包括：整理床单元，会阴护理，协助患者翻身及有效咳嗽，协助不能自行移动的患者更换卧位，对不能有效咳痰的患者进行拍背、压疮预防及护理、饮食护理、管道护理、安全管理等。

3. 负责患者的病情观察，包括：观察神志、血糖、生命体征等变化，及时汇报医生；按时测量生命体征及其他数据等。

4. 负责并指导护理员完成患者的生活护理，包括：协助患者进食 / 水、更衣、移动、翻身、洗澡 / 擦浴、床上洗头、面部清洁和梳头、足部清洁、床上使用便器等，以及做好口腔护理、失禁护理、指 / 趾护理、皮肤护理等，保持患者"三短""六洁"。

5. 负责患者的各项治疗处置，包括：入 / 出院护理、转科转运护理，遵医嘱执行各项治疗、检查（大小便标本留取、血样抽取）等。掌握各种危急值及处理流程，掌握有关操作的准备，配合医生进行各项操作。

6. 掌握抢救药品和急救物品的放置及药物的名称、剂量及用途，配合医生做好危重患者的抢救或转院工作。严格执行身份确认、护理查对、交接班、消毒隔离等核心制度。

7. 负责患者及家属的心理护理，评估患者及家属现存的及潜在的心理问题，倾听患者不适主诉并给予安慰，发现问题及时报告和处理。

8. 负责与患者及家属的有效沟通，征求患者及家属意见并尽量满足其合理需求，同时将护理问题、需求、意见等及时反馈医生、护士长或其他有关人员。

9. 负责对患者及家属进行健康教育，评估患者对健康教育的需求，对患者及家属实施个性化、多形式的健康教育及入 / 出院指导等。

10. 负责患者的各项护理评估，根据病情与护理级别，书写护理记录与交接班记录。

11. 负责物品清点交接，负责抢救药品和医疗仪器的保养、管理及各种消毒液的配制、测试、更换，核对检查治疗室药品、无菌物品的有效期。

12. 参加本组患者医师查房、病案讨论；参与护理查房、病例讨论、护理会诊；参与全院或科室新业务、新技术开展、护理用具创新、循证护理等科研学术活动。

13. 承担临床护理带教，做好见习、实习、进修人员的护理教学工作。

14. 按照质量持续改进要求参与全院及科室质量改进活动；配合护士长做好科室管理工作。

（十三）晚夜班护士职责

【部门】护理部

【工作概要】在护士长及科主任的领导下，负责晚夜间所有患者的治疗、饮食、日常护理等工作，并协同护士长做好护理员的督促、指导和管理。

【工作职责】

1. 负责全科患者的责任制整体护理，根据患者病情、自理能力规范落实各项护理活动。

2. 认真做好交接班工作，危重患者床头交接，负责做好各类药品、物品、仪器的清点交接。

3. 核对全日医嘱，按时测体温、脉搏、呼吸、血压，按常规做好治疗、注射及发药工作，以及做好特殊检查前准备工作等。

4. 定时巡视患者，严密观察病情变化及睡眠情况，做好患者的安全管理工作，进行必要的护理。

5. 收集标本，总结24小时液体出入量，记录危重患者生命体征及护理情况。

6. 做好危重患者口腔护理，协助喂饭，检查患者进食情况。

7. 整理护理区环境，保持卫生。负责办公室、治疗室、处置室的清洁卫生工作。

8. 认真书写交班报告，及时完成护理记录，记录危重患者病情及出入量，认真做好交接班工作。

9. 负责晚夜间探视陪护管理工作。

（十四）护理员主管职责

【部门】护理部

【工作概要】在护士长领导和护士业务指导下，协助护士长做好本组护理质量控制和改进工作，落实质量监控。

【工作职责】

1. 在护士长的领导和护士的业务指导下，负责本护理组的日常护理管理工作，团结带领本组护理员，认真完成护理工作计划和任务，完成分管患者的护理工作。

2. 协助护士长做好本组护理质量控制和改进工作，确保护理质量达标，带头严格执行各项护理核心制度，督促各项指导的有效落实，无差错事故发生，及时发现护理隐患并提出防范预案和意见。

3. 负责患者的日常护理，包括负责患者所用的脸盆、茶具等物品的清洁卫生，痰盂、便器的消毒处理。

4. 负责给患者洗脸、漱口、洗头、洗脚、洗澡、衣物换洗、进食、饮水、协助大小便等全部生活护理。

5. 学习掌握患者安全护理的技巧，做好"五防"（防跌倒、防坠床、防烫伤、防压疮、防误咽）工作。

6. 协助护士长做好病房管理，保证病房清洁、整齐、安静。

7. 了解患者的饮食种类，严格按医嘱给予食物。

8. 及时发现和了解患者的身体、精神状况，及时向护士汇报。

9. 做好消毒隔离工作，妥善管理患者的物品及病区的被服和家具等。

10. 积极参加各类护理技能的培训，不断提高生活护理技术水平。

11. 严格按照护理计划，帮助患者进行康复功能活动。

12. 完成护士长或护士交代的其他临时性任务。

（十五）护理员职责

【部门】护理部

【工作概要】在护士长领导和护士、护理员主管指导下，负责患者的起居、饮食、排泄等生活照料工作，以及部分基础护理工作，确保患者得到优质的照护。

【工作职责】

1. 在护士长的领导和护士、护理员主管的业务指导下，担任照顾患者的生活护理工作。

2. 做好患者入院的准备工作。

3. 负责患者所用的脸盆、茶具等物品的清洁卫生，痰盂、便器的消毒处理。

4. 负责给患者洗脸、漱口、洗头、洗脚、洗澡、衣物换洗、进食、饮水、协助大小便等全部生活护理。

5. 学习掌握患者安全护理的技巧，做好"五防"（防跌倒、防坠床、防烫伤、防压疮、防误咽）工作。

6. 及时发现和了解患者的身体、精神状况，及时向护士汇报。

7. 了解患者的饮食种类，严格按医嘱给予食物。

8. 及时收集和送检各类化验标本及护送患者进行检查和治疗。

9. 保持病室整洁、床单位清洁干燥，物品放置规范，定时开窗通风，保持室内空气清新，无异味、臭味。

10. 做好消毒隔离工作，妥善管理患者的物品及病区的被服和家具等。

11. 积极参加各类护理技能的培训，不断提高生活护理技术水平。

12. 严格按照护理计划，帮助患者进行康复功能活动。

13. 完成护理员主管或护士交代的其他临时性任务。